现代著名老中医名著重刊丛书·《第九辑》

清宫药引精华

主　编　陈可冀

编　著（以姓氏笔画为序）
史大卓　李春生　张文高
陈可冀　周文泉

U0391687

人民卫生出版社

图书在版编目（CIP）数据

清宫药引精华/陈可冀主编.—北京：人民卫生出版社，
2012.11

（现代著名老中医名著重刊丛书.第9辑）

ISBN 978-7-117-16561-7

Ⅰ.①清…　Ⅱ.①陈…　Ⅲ.①引经药-中国-清代
Ⅳ.①R289.1

中国版本图书馆 CIP 数据核字(2012)第 245065 号

| 人卫社官网 | www.pmph.com | 出版物查询，在线购书 |
| 人卫医学网 | www.ipmph.com | 医学考试辅导，医学数据库服务，医学教育资源，大众健康资讯 |

清宫药引精华

主　　编：陈可冀
出版发行：人民卫生出版社(中继线 010-59780011)
地　　址：北京市朝阳区潘家园南里 19 号
邮　　编：100021
E - mail：pmph @ pmph.com
购书热线：010-59787592　010-59787584　010-65264830
印　　刷：北京盛通数码印刷有限公司
经　　销：新华书店
开　　本：850×1168　1/32　　印张：7.5
字　　数：150 千字
版　　次：2012 年 11 月第 1 版　　2023 年 11 月第 1 版第 6 次印刷
标准书号：ISBN 978-7-117-16561-7/R·16562
定　　价：29.00 元

打击盗版举报电话：010-59787491　E-mail：WQ @ pmph.com
（凡属印装质量问题请与本社市场营销中心联系退换）

出版说明

自 20 世纪 60 年代开始,我社先后组织出版了一些著名老中医经验整理著作,包括医案、医论、医话等。半个世纪过去了,这批著作对我国现代中医学术的发展发挥了积极的推动作用,整理出版著名老中医经验的重大意义正在日益彰显。这些著名老中医在我国近现代中医发展史上占有重要地位。他们当中的代表如秦伯未、施今墨、蒲辅周等著名医家,既熟通旧学,又勤修新知;既提倡继承传统中医,又不排斥西医诊疗技术的应用,在中医学发展过程中起到了承前启后的作用。他们的著作多成于他们的垂暮之年,有的甚至撰写于病榻之前。无论是亲自撰述,还是口传身授,或是由其弟子整理,都集中反映了他们毕生所学和临床经验之精华。诸位名老中医不吝秘术,广求传播,所秉承的正是力求为民除瘼的一片赤诚之心。诸位先贤治学严谨,厚积薄发,所述医案,辨证明晰,治必效验,具有很强的临床实用性,其中也不乏具有创造性的建树;医话著作则娓娓道来,深入浅出,是学习中医的难得佳作,为不可多得的传世之作。

由于原版书出版的时间已久,今已很难见到,部分著作甚至已成为中医读者的收藏珍品。为促进中医临床和中医学术水平的提高，我社决定将部分具有较大影响力的名医名著编为《现代著名老中医名著重刊丛书》并分辑出版，以飨读者。

第一辑　收录 13 种名著

《中医临证备要》　　　　　《施今墨临床经验集》

《蒲辅周医案》　　　　　　《蒲辅周医疗经验》

《岳美中论医集》　　　　　《岳美中医案集》

《郭士魁临床经验选集——杂病证治》

《钱伯煊妇科医案》　　　　《朱小南妇科经验选》

《赵心波儿科临床经验选编》　《赵锡武医疗经验》

《朱仁康临床经验集——皮肤外科》

《张赞臣临床经验选编》

第二辑　收录 14 种名著

《中医入门》　　　　　　　《章太炎医论》

《冉雪峰医案》　　　　　　《菊人医话》

《赵炳南临床经验集》　　　《刘奉五妇科经验》

《关幼波临床经验选》　　　《女科证治》

《从病例谈辨证论治》　　　《读古医书随笔》

《金寿山医论选集》　　　　《刘寿山正骨经验》

《韦文贵眼科临床经验选》　《陆瘦燕针灸论著医案选》

第三辑　收录 20 种名著

《内经类证》　　　　　　　《金子久专辑》

《清代名医医案精华》　　　《陈良夫专辑》

《清代名医医话精华》　　《杨志一医论医案集》

《中医对几种急性传染病的辨证论治》

《赵绍琴临证 400 法》　　《潘澄濂医论集》

《叶熙春专辑》　　　　　《范文甫专辑》

《临诊一得录》　　　　　《妇科知要》

《中医儿科临床浅解》　　《伤寒挈要》

《金匮要略简释》　　　　《金匮要略浅述》

《温病纵横》　　　　　　《临证会要》

《针灸临床经验辑要》

第四辑　收录 6 种名著

《辨证论治研究七讲》　　《中医学基本理论通俗讲话》

《黄帝内经素问运气七篇讲解》　《温病条辨讲解》

《医学三字经浅说》　　　《医学承启集》

第五辑　收录 19 种名著

《现代医案选》　　　　　《泊庐医案》

《上海名医医案选粹》　　《治验回忆录》

《内科纲要》　　　　　　《六因条辨》

《马培之外科医案》　　　《中医外科证治经验》

《金厚如儿科临床经验集》　《小儿诊法要义》

《妇科心得》　　　　　　《妇科经验良方》

《沈绍九医话》　　　　　《著园医话》

《医学特见记》　　　　　《验方类编》

《应用验方》　　　　　　《中国针灸学》

《金针秘传》

第六辑　收录11种名著

《温病浅谈》　　　　　　　　《杂病原旨》

《孟河马培之医案论精要》　　《东垣学说论文集》

《中医临床常用对药配伍》　　《潜厂医话》

《中医膏方经验选》　　　　　《医中百误歌浅说》

《中药炮制品古今演变评述》　《赵文魁医案选》

《诸病源候论养生方导引法研究》

第七辑　收录15种名著

《伤寒论今释》　　　　　　　《伤寒论类方汇参》

《金匮要略今释》　　　　　　《杂病论方证捷咏》

《金匮篇解》　　　　　　　　《中医实践经验录》

《罗元恺论医集》　　　　　　《中药的配伍运用》

《中药临床生用与制用》　　　《针灸歌赋选解》

《清代宫廷医话》　　　　　　《清宫代茶饮精华》

《常见病验方选编》　　　　　《中医验方汇编第一辑》

《新编经验方》

第八辑　收录11种名著

《龚志贤临床经验集》　　　　《读书教学与临症》

《陆银华治伤经验》　　　　　《常见眼病针刺疗法》

《经外奇穴纂要》　　　　　　《风火痰瘀论》

《现代针灸医案选》　　　　　《小儿推拿学概要》

《正骨经验汇萃》　　　　　　《儿科针灸疗法》

《伤寒论针灸配穴选注》

6

第九辑 收录 11 种名著

《书种室歌诀二种》　　　　《女科方萃》

《干祖望医话》　　　　　　《名老中医带教录》

《班秀文妇科医论医案选》　《疑难病证治》

《清宫外治医方精华》　　　《清宫药引精华》

《祝谌予经验集》　　　　　《疑难病证思辨录》

《细辛与临床》（附　疑难重奇案七十三例）

　　这些名著大多于 20 世纪 60 年代前后至 90 年代后在我社出版，自发行以来一直受到广大读者的欢迎，其中多数品种的发行量达到数十万册，在中医界产生了很大的影响，对提高中医临床诊疗水平和促进中医事业发展起到了极大的推动作用。

　　为使读者能够原汁原味地阅读名老中医原著，我们在重刊时尽可能保持原书原貌，只对原著中有欠允当之处及疏漏等进行必要的修改。为不影响原书内容的准确性，避免因换算等造成的人为错误，对部分以往的药名、病名、医学术语、计量单位、现已淘汰的临床检测项目与方法等，均未改动，保留了原貌。对于原著中犀角、虎骨等现已禁止使用的药品，本次重刊也未予改动，希冀读者在临证时使用相应的代用品。

人民卫生出版社

2012 年 6 月

7

流光易逝，清代宫廷医药经验的整理研究工作匆匆已历十年。现存清代医药原始档案研究揭示，内廷在临床诊疗处方遣药时，常喜用引药，即所谓药引者。由于药引之巧妙应用，效验卓著；其应用之药材，囊括草木、果实、谷食、菜蔬、虫介及金属等类。应用方式，有单味、两味及多味之不同。更有应用成药乃至各类贵重药为药引者，真可谓方圆曲直，运用得当，达到炉火纯青、美不胜收的境界。为了介绍这些不易见到的大内经验给医药界同行和一般读者，特约请我科同行和我的一名博士研究生共同完成了收集、整理清代宫廷药引的工作。

盖药引，亦称引经药，为方剂中之使药，亦曰引经报使，用以引导方中他药药力到达病所而发挥向导作用，正如传统之用桑枝为引治上肢病，以牛膝为引治下肢病，以桔梗载药上浮治疗咽喉病，以细辛、青皮为引治疗厥阴经病等，颇有深入探究之至理。

方药之有君、臣、佐、使之区分，首见于我国经典本草学专著《神农本草经》。六十年代中期动乱年代，曾一度被改称主、辅、兼、使或主、辅、兼、引。但作为使药、引药或引和药，其功用则一。传统中医诊病，习于辨证施以复方，其配伍之考究和精当，效验之确切如桴鼓，引药固亦不可忽视也。

引药亦有称引经药者，易水学派医家张洁古、李东垣及王好古多所倡导；濒湖李时珍亦多所赞许，是以引药之归经理论和一般药物之归经作用，受到后世包括近现代人之重视。但引药或引经药似与现代药理学之药物选择性作用概念不尽相同，需要进一步比较和研究阐明。

著者希望《清宫药引精华》一书的面世，能对药引的临床推广应用和研究起到推波助澜的作用。

陈可冀

1991 年盛暑于北京，时年六十

目录

11

13

14

桂枝、滑石　　桂枝、郁金　　生姜汁、薄荷　　生
姜、菊花　　生姜汁、蔓荆子　　生姜、芦根　　生
姜、柴胡　　生姜、荷叶　　生姜、荷梗　　生姜、
银柴胡　　生姜、青果　　生姜、五加皮　　生姜、
藿香　　鲜生姜、佩兰叶　　生姜、灯心　　生姜、
木香　　生姜、枸橘叶　　生姜汁、砂仁　　生姜、
艾叶　　生姜、灶心土　　生姜、桔梗　　生姜、竹
沥　　生姜、龙眼肉　　生姜、胡桃肉　　生姜、甘
草　　生姜、红枣　　生姜、石莲子　　姜皮、荷蒂
姜皮、五加皮　　姜皮、红枣　　姜皮、鲜生地
煨姜、柴胡　　煨姜、灯心　　煨姜、荷蒂　　煨姜、
银柴胡　　煨姜、红枣　　煨姜、黑胶枣　　煨姜、
乌梅　　葱管、地龙　　葱头、薤白　　薄荷、藁本
薄荷、鲜芦根　　薄荷、淡竹叶　　薄荷、牡丹皮
薄荷、荷叶　　薄荷、梨皮　　薄荷、独活　　薄荷、
半夏曲　　薄荷、金石斛　　薄荷梗、佩兰叶　　桑
叶、陈皮　　桑叶、桑枝　　鲜桑叶、羚羊角粉
嫩桑梗、十大功劳叶　　桑梗、砂仁　　桑梗、红枣
桑梗、莲肉　　桑梗、丝瓜络　　菊花、蔓荆子
菊花、芦根　　菊花、荷梗　　菊花、荷蒂　　菊花、
竹茹　　蔓荆子、射干　　蔓荆子、大黄　　蔓荆子、
槟榔　　蔓荆子、建曲　　葛根、薏苡仁　　柴胡、
升麻　　柴胡、青果　　柴胡、砂仁　　柴胡、枸橘
叶　　柴胡、鸡内金　　柴胡、红枣　　柴胡、龙眼
肉　　柴胡、沙苑子　　升麻、银柴胡

15

生石膏、龙胆草　　生石膏、橘红　　知母、枇杷叶

知母、当归　　知母、麦冬　　知母、竹叶　　芦根、

竹叶　　芦根、竹叶卷心　　芦根、橄榄（青果）

芦根、荷叶　　芦根、灯心　　芦根、竹茹　　芦根、

金石斛　　天花粉、紫菀　　天花粉、羚羊角　　竹

叶、大黄　　竹叶、灯心　　竹叶、橘红　　竹叶、焦

楂　　竹叶、羚羊角　　竹叶、灶心土　　竹叶卷心、

荷叶　　竹叶卷心、灯心　　竹叶卷心、莲子　　淡竹

叶、谷芽　　栀子、蔻仁　　栀子、青皮　　栀子、姜

朴　　黄芩、防己　　黄芩、炒稻芽　　黄芩、山楂炭

黄芩、竹茹　　龙胆草、地骨皮　　龙胆草、焦楂

龙胆草、羚羊角　　莲子心、橘皮　　莲子心、谷芽

牡丹皮、香薷　　牡丹皮、橄榄（青果）　　玄参、灶心

土　　藕、红枣　　荸荠、海蜇　　荸荠汁、萝卜汁

荸荠、灯心草　　荸荠汁、胡桃肉　　荸荠汁、蛤蚧尾

金银花、地龙　　金银花、龙眼肉　　忍冬藤、桑寄生

青果、胖大海　　青果、大黄　　青果、藿梗　　青

果、灯心草　　青果、佛手柑　　青果、谷芽　　青

果、竹茹　　青果、羚羊角　　青果、生牡蛎　　橄榄

核、藕节　　银柴胡、砂仁　　银柴胡、红枣　　银柴

胡、沙苑子　　银柴胡、莲须　　枸杞根、佩兰叶

地骨皮、腹皮子　　十大功劳叶、荷梗　　十大功劳

叶、胡桃肉　　荷叶、大黄　　荷叶、桑枝　　荷叶、

厚朴花　　荷叶、灯心草　　荷叶、薏苡仁　　荷叶、

炒谷芽　　荷叶、竹茹　　荷叶、红枣　　荷叶、扁豆

衣　　荷叶、莲子　　荷叶、分心木　　荷叶、丝瓜络

肉桂、红枣　肉桂、麦冬　小茴香、橘饼

橘皮、炒谷芽　橘皮、枇杷叶　橘皮、红枣　橘红、橘络　橘红、竹茹　橘红、焦山楂　橘络、炒谷芽　橘络、红枣　橘白、炒谷芽　橘白、石斛　新会皮、水炙甘草　新会皮、丝瓜络　新会白、延胡索　青皮、沉香　青皮、羚羊角　佛手、玫瑰花　枸橘叶、桔梗　枸橘叶、红枣　枸橘叶、龙眼肉　枸橘叶、玉竹　香附、金石斛　香附、灶心土　沉香、焦神曲

神曲、麦芽　焦谷芽、竹茹　炒谷芽、夜交藤　谷芽、红枣　炒谷芽、续断　炒谷芽、黑料豆皮　炒谷芽、莲子　炒谷芽、丝瓜络

艾叶、胡桃肉　灶心土、竹茹　灶心土、枇杷叶　灶心土、远志　灶心土、瓜蒌仁　灶心土、乌梅

乳香、没药　牛膝、狗脊　怀牛膝、羚羊角　川牛膝、丝瓜络

竹茹、红枣　竹茹、石莲子　天竺黄、羚羊角　款冬花、紫菀　枇杷叶、红枣

龙骨、牡蛎　炒酸枣仁、麦冬　远志、黄精

谷芽、夜交藤　　生谷芽、熟谷芽、荷叶　　炒谷芽、
黑芝麻、萝卜汁

20

21

23

药引源流概述

药引是指方剂中引导诸药直达病所使之更好发挥治疗效应的药物。它是在中医方剂的君臣佐使配伍原则指导及中药药物归经理论的基础上产生与发展起来的。药引除引经报使外，有时也具有调和诸药作用。古人对于药引的应用十分重视，张睿谓："汤之有引，如舟之有楫"（《医学阶梯》），尤在泾也说："药无引使，则不通病所"（《医学读书记》），均强调了药引的重要性。至于药引的具体应用，历代医学著述中多有记载，足资借镜。大抵选用药引应视疾病表现、治疗目的、立方原则、药性特点而定，同时尚应考虑病情变化、病程长短、病变部位、体质强弱、发病季节以及药物性味等因素，方能使之发挥作用，达到提高疗效之目的。

我国历代医药学家在长期医疗实践中，对于药引的应用积累了丰富的经验，在所著之医药著作中，多有论述；代代相承，逐步发展，不断完善。使中医学的方药理论得以深化，促进了临床疗效的提高。古代医家的宝贵经验值得我们今天进一步继承与发扬。

清代宫廷医药经验不仅集中反映了当时的医学水平，而且具有其独特的理论与丰富的实践经验，在药引应用方面尤为广泛，确有较高的学术价值，因之，认真总结、研讨清代宫廷医药中使用药引的经验，以指导临床实践，具有重要意义。

对于药引认识的萌生及其理论的形成，经历了一个漫长的历史时期，成长于战国时期的我国最早的中医理论经典著作《黄帝内经》中有"主病之谓君，佐君之谓臣，应臣之谓使"的记载，其后的《神农本草经》亦谓："药有君臣佐使，以相宣摄"，虽为论方剂配伍，实则也包含药引的内容，可能为迄今所见最早的有关药引论述，并且成为以后应用药引的理论依据。药引伴随方剂的出现而产生，并随着方剂的发展而发展。在《黄帝内经》中已经见到了有关治疗原则、治疗方法、遣药组方及配伍宜忌等方面的理论论述，说明春秋战国时期已经确立了指导组合方剂的基本理论，自然，其中也包括药引理论的内涵。所以，春秋战国时期已发药引之肇端。

迨至东汉张仲景"勤求古训，博采众方"著《伤寒杂病论》，创造性地融理、法、方、药为一体，为方剂学形成与发展奠定了基础。仅《伤寒论》的113方中，就有52个应用了药引，近总数之一半。当然，这些药引有些尚不十分明确，仅属于药引范畴，但已看出仲景在立方遣药中已经重视了药引的应用问题，可以说，张仲景是具体应用《黄帝内经》有关药引理论的典范。他在《伤寒论》及《金匮要略》中，都不同程度地应用了药引，其对药引的应用概括起来有以下四个方面：①用于引药归经：如白通汤中之葱白是用来通格于上之阳使之下交于肾；当归四逆加吴茱萸生姜汤之治里寒不用干

姜、附子，而用吴茱萸、生姜直走厥阴，引诸药以散其
久滞之陈寒；芪芍桂酒汤中配苦酒引入营分，以增强泄
营中郁热、散肌腠水湿之功。②用于佐助：如炙甘草汤
之用酒煮煎，为增其疏通经络、畅利血脉之功效；栝蒌
薤白白酒汤用白酒助药上行，调达气血；桂枝汤中用生
姜、甘草、大枣，既能和中，又可调和诸药。③用于反
佐：如白通加猪胆汁汤中用人尿、猪胆汁，取其性咸苦
寒，引阳入阴，使温热之药不为寒邪格拒，以利发挥回
阳救逆之作用；通脉四逆加猪胆汁汤中用苦寒而性滑的
猪胆汁，借其性寒，引姜附大辛大热药物入阴，以制盛
寒对辛热药物之格拒，具有"甚者从之"之意。④用于
调和诸药：如麻黄汤中用炙甘草调和诸药。药引在汉代
应用之广泛，可见一斑。

　　唐代医学兴盛，名医辈出，综合性医学著作相继问
世。其中孙思邈所撰《备急千金要方》及《千金翼方》，
内容宏博，载方数以千计，有关药引之运用更是不胜枚
举，如磁朱丸之用神曲，七气汤之用甘草，硝石大丸之
用苦酒，半夏汤中之用生姜，安心煮散方之用淡竹叶等
等，无不包含有调和诸药或引经等内容，体现了当时方
剂运用药引的广泛性。王焘编撰之《外台秘要》全书
40卷，分1104门，为唐代另一部规模宏大之综合性医
籍，王焘虽非专业医生，但其搜集资料较为认真，内容
翔实。书中所载方剂亦多属运用药引范畴，如葱白七味
饮中用味甘之劳水养护脾胃，使病家汗出表解而血不
伤，起到佐助作用，其他尚有延年麦冬饮之用生姜、久
痢神验方之用苦酒等。

　　药引是随着方剂发展而出现，方剂又与药物的发展密不可分。因之，药物众多，方剂才能广泛，药引也才会有广阔的应用前景。汉唐以前，药物品种尚少，当时药学专著《神农本草经》收载药物仅365种，方剂虽在唐代有所增加，但药物本身品种限制，使药引也受到了影响，当时药引归纳起来主要有甘草、生姜、大枣、粳米、葱白、猪胆汁、酒、醋、童便等，且多作为辅助性治疗药，其引药归经作用尚显不足。

　　宋代，由于印刷术的进步，官方和医家著述、编纂的医书增多，促进了学术交流，推动了医学发展，药引的运用也引起了普遍重视，许多医籍都详细记载了药引的配伍目的和使用方法，药引不仅与汤剂配伍，也同成药广泛配伍使用，丰富多彩的药引应用格局已经形成。宋代的《太平圣惠方》为政府组织编纂的大型方书，凡100卷，分1670门，载方16834首，不仅收集了宋以前的方书，而且尚有民间验方，内容十分丰富，其中有关药引使用的记载更为广泛。宋末所编纂的《圣济总录》收集医方近二万首，此前之方书几乎全被囊括，对于当时药引应用的研究很有价值。宋代有关药引应用最重要的方书是《太平惠民和剂局方》，此书不仅明确了药引的意义、内容及服用方法，而且所载的788首方剂几乎每个方剂都应用了引药，涉及的引药达90余种，包括有解表、清热、利水、祛风、除湿、温里、消导、行气、活血、止血、化痰、止咳、平喘、开窍、安神、补虚、收涩、驱虫等药物，可谓是集药引运用之大成，为中成药与药引配伍应用的典范，受到了以后历代医家的重视。其应用大抵包括以下三个方面：①用于引药归经：如参苓白术散中用桔梗，桔梗为手太阴肺经引经药，配入本方如舟楫载药上行，达于上焦以益肺；失笑散用醋调服，引药入肝经，以解肝经之血瘀疼痛；小活络丹空心日午冷酒送下，以冷酒行药势，引诸药直达病所。②用于佐助和制约：如川芎茶调散以清茶调下，取茶叶苦寒之性味，既可上清头目，又能制约风药过于温燥与升散，使之升中有降；凉膈散用白蜜，既可缓和硝黄之峻下，又能存胃津、润燥结，收以下为清之功效。③用于佐助药效：如用八正散以灯心为引导热下行等。可见，在《太平惠民和剂局方》中有关药引的运用已经十分灵活，具有了较充分的理论内涵。在宋代医家的著述中，有关药引运用的记载亦详，如钱乙所著《小儿药证直诀》中所载之导赤散引以生甘草梢，以其达"茎中"止淋痛之意，是为引药达病所而配伍。其他如《济生方》、《苏沈良方》、《史载之方》、《全生指迷方》、《洪氏集验方》、《中药神书》等医方中均对药引应用有所记载。质言之，药引之运用在宋代已经明确成为方剂配伍的内容与组成之重要部分，进入了新的里程。

金元时期由于战争频繁，社会动荡，人民生活备受影响，疾病增多，促使一些有识医家对诸多病证进行了系统观察与论治，并据经旨结合实践逐步形成了不同学派，推动了医学的发展。其中金元四家即刘完素、张子和、李东垣、朱震亨贡献尤大，他们对中医学的理论及临床实践都有独到见解，关于药引的应用也颇为重视。
刘完素虽倡"火热论"，但其立方论治亦非尽用寒凉，
而是有攻有守，寒热并用，尤常用双解之法，故方中药
引之选用殊为精当，如防风通圣散旨在解表通里，方中
之白术、甘草和中健脾，起调和攻伐过猛之作用，使此
方于散泻之中，寓温养之义。张从正（子和）主"攻"，
主"汗、吐、下"之法，主"寒凉"，提出了"邪去正
安"之观点，其在中医制方法则方面很有见地，在《儒
门事亲》一书中专列了"七方十剂绳墨"章节，阐述了
其立法制方的观点，发挥了《内经》之大旨，他在应用
药引方面也很精当，如治疗小儿"水气肿"，以五苓散
为主，用长流水加灯心煎之，取长流水"趋下而通便"，
灯心淡渗利窍，引药下行而达治疗之目的。李杲（东
垣）重视脾胃，强调"内伤脾胃，百病由生"，治疗上
采取了"调理脾胃"、"升举清阳"之法以补元气，其立
方遣药重视药物"升降浮沉"、"引经报使"、"气味厚
薄"等学说，提出了"时、经、病、药"四禁用药规
律，在运用药引方面多有体现，如补中益气汤以升麻、
柴胡为引："胃中清气在下，必加升麻、柴胡以引之，
引黄芪、甘草甘温之气味上升"（《内外伤辨惑论》）；
"气"、"药"俱"引"，使之上达，寓意殊深。朱震亨提
出了"相火论""阳有余阴不足"和阴升阳降学说，治
法多主"滋阴降火"，其在药引应用方面尤为广泛："痰
在胁下，非白芥子不能达；痰在皮里膜外，非姜汁、竹
沥不可导达；痰在四肢非竹沥不开"（《丹溪心法》）是
论引经；又如治疗积聚痞块之血块丸中，以白术煎汤送

下，取白术健脾，调和诸药（海粉、三棱、莪术等）之
烈性，旨在调和。此外，金元时期在药引方面有突出贡
献的是张洁古，他对药性、药理方面都有新的见解，特
别是倡导了"药物归经"和"引经报使"说。他在《珍
珠囊》一书中，对每味药几乎都有归某经之论述，尤其
是他明确了"归经"与"引经"的联系及区别，指出，
"归经"是指某药入某经，对该经之病力专而效确；"引
经"亦指某药入某经，但主要作用则是引他药入该经，
起"向导"作用。上述概念明确之后，"药物归经"及
"引经报使"之说，逐步成为了临床用药基本原则之一。
其他医家如王好古、罗天益等，亦对药引应用有一定发
挥。总之，金元时期对于药引的应用与发展是十分重要
的阶段，其药引应用理论与实践均臻于成熟。

　　归纳起来，宋金元时期药引应用的特点是：①深化
了"归经"理论和药引的"引经报使"内涵；②药引的
作用明确突出为引经报使与调和诸药两端；③药引应用
已具有较强的指导理论；④药引的种类及药物较前大量
增多，应用十分普遍。可以认为，药引的应用在这一时
期已趋于成熟。

　　明清是我国医药学在理论与实践方面均有新发展的
重要时期。这一时期方药学发展主要表现为以李时珍
《本草纲目》为代表的药物学问世，以及以《普济方》
为代表的方剂学专书出现。临床医学发展的学术特点主
要是围绕传统医论、古代医家学说及其经验的继承与发
扬，出现了不同学派的争鸣，尤其是清代温病学的创立
与形成，使这一时期的医学水平达到了新的高度。在这

种学术背景下，药引的应用也出现了新的局面。李时珍《本草纲目》收载药物1800余种，对于许多药物的归经报使等均有记载并单列"引经报使"一项，十分重视，该书所附医方万余首，这些医方中亦多载有药引的内容，这些均对于药引的应用起到了推动作用。同时对于其后的《本草述》、《本草备要》、《本草从新》等也有很大影响，使药引应用更为广泛。《普济方》为我国现存最大的一部方书，明代朱橚等人编著，该书收录了此前的所有方书内容并附有时方，全书载方六万一千余首，洋洋大观，书中一些方剂有药引，对药引的应用与发展有很大贡献。其后的方书如《医方考》、《医方集解》、《成方切用》等均在集古人方之同时加入明清之时方，更为适用，每方都有组成、方义、附方等内容，使药引的应用更加具体化。明代医家如汪机、薛己、方有执、赵献可、李中梓等医药家虽多建树，但于药引应用突出者，当推张景岳，张景岳创"阴阳论"及"命火学说"，在中医学理论方面殊有贡献，在方药运用方面尤具匠心，论《新方八略》，每略大多均包含有引药的应用内容，理论与应用结合，很有价值。清代医家多重方药运用。如张志聪结合五运六气研究本草，柯韵伯之《制方大法》，张璐之《张氏医通》，程国彭之《医学心悟》等均在其中反映了对药引应用的经验。清代温病学家如叶桂、薛雪、吴瑭、王士雄等学术自成体系，形成温病学派，无论从卫气营血或三焦辨证论治，在立方遣药方面均注意了药引的应用，并有所发挥。归纳起来，明清时期应用药引仍为引经报使和调和诸药两个方面，只不过又有些深化而已。①引经报使：分两种情况：一是单用于引药归经：如明·洪基著《摄生秘剖》中记载的天王补心丹，方中用桔梗是为载药上升："假桔梗为舟楫，远志为向导，和诸药入心而安神明"（柯韵伯语）；清·王清任《医林改错》载血府逐瘀汤，方中桔梗载药上行，牛膝引血下行：清·余师愚《疫疹一得》之清瘟败毒散，方中桔梗亦为载药上行之用。这里的引经主要是使诸药达病所而发挥治疗作用，引药本身效应发挥不多。二是引经与辅助治疗并重：如明·王肯堂《证治准绳》中所载清暑散方，其中鳖甲既可引诸药入阴以清热，本身又具有滋阴潜阳之作用，辅助诸药共同产生治疗效果。又如《景岳全书》中之玉女煎及济川煎中，前者用牛膝引热下行、其本身又有滋补肾水功效，后者用升麻升开清阳，冀清阳升则浊阴自降，可助诸药发挥作用，增强通便效果。又如明·陶华《伤寒六书》中的回阳救急汤之麝香，既用其开窍之效，又借其斩关夺将，加强引通十二经之力。再如清·吴谦等《医宗金鉴》中龙胆泻肝汤，内中柴胡一则引诸药入肝胆经，一则发挥其疏肝之作用；另如书中的五味消毒饮，加酒煎服，取其酒性善走，既能散瘀，又能引诸药以达病所。其他如清·傅山《傅青主女科》中生化汤，方中童便，取其益阳化瘀，并有引败血下行之功效。类似情况，不胜枚举。②调和诸药：用于调和诸药者，或者用于调和诸药性味，如龙胆泻肝汤之用甘草，又如《温疫论》之达原饮用甘草是一以制厚朴等药之力猛，一以缓知母等药之苦寒，调其他药物之性。另外也有用来调和中州、保护脾胃者，如常用生姜、大枣、甘草等为引，亦有此含义。由于明清时期对于药引应用的广泛、深入，使得药引在这一时期应用达到了新的水平。不少医家还对药引做了归纳总结，如清·张确所著《资蒙医经》中将一些药引作用作了记载："酒入药为引者，取其活血引经；姜入药为引者，取其发表注凝；小枣入药为引者，取其消散开胃；大枣入药为引者，取其补血健脾；龙眼入药为引者，取其宁心利水；灯心入药为引者，取其得睡神归；葱白入药为引者，取其发散诸邪勿住；莲实入药为引者，取其清心养胃和脾"，这些对于使用药引很有指导意义。另如张睿之《药引论》中更列举万余种，并谓："古今汤方莫尽，药引无穷，临机取用，各有所宜。"显见在明清时期药引不仅概念明确、应用广泛，而且对于药引的理论及药引的具体选用都有了深入与发展，使药引的应用趋于完善。

晚近医家如张锡纯、唐宗海诸先进，对药引亦有一定发挥。但由于诸多原因，药引的应用进展不大，有渐被忽略之趋势，应予注意。近年有人总结临床常用药引如下：生姜、姜汁、葱白、苏叶、荆芥、薄荷、菊花、芦根、西瓜、竹叶、灯心、藕汁、萝卜汁、生地、白茅根、玉米须、赤小豆、木瓜、银花、红花、陈皮、牛膝、大黄、童便、小茴香、地龙、菖蒲、琥珀、枣仁、乌梅、大枣、蜂蜜、盐、甘草、桔梗、柴胡、升麻、酒、醋、红糖、饴糖等。

综上所述，药引的应用可谓源远流长。药引的正确应用对引药入经、直达病所、提高疗效、照顾兼证、扶

10

助正气、调和药性、降低毒性、矫正药味、便于服用等方面，都有重要作用。药引是当前中药配伍应用亟待继承发扬的重要内容，应当努力发掘，加以提高，使之更好地为临床服务。

清宫药引的取材

清宫药引的取材范围甚广，超出前代，并大量使用地道药材和中成药，内容丰富多彩，颇多创见，使人耳目一新。对清宫药引可作如下分类：

草木类

本类药引采用地道药材最多。常用者如：桑枝、鲜扁豆叶及花、竹叶、淡竹叶、枸橘叶、灯心、芦根、醋柴胡、益母草、银柴胡、木通、茯神木、佩兰、苏木、人参、五加皮、射干、夏枯草、大青叶、青蒿、甘草梢、枇杷叶、钩藤、桑寄生、棕炭、蒲黄炭、菊花、金银花、霍石斛、牛膝、木香、川郁金、山豆根、泽兰、艾叶、鸡血藤、羌活、葛根、川柳、玫瑰花、桔梗、藕节、荷梗、荷蒂、荷叶等。

果实类

本类药引有秋梨、胡桃肉、大枣、龙眼肉、佛手、木瓜、鲜青果、莲子、莱菔子、青梅、乌梅、杏仁、杏仁衣炭、西瓜皮、牵牛、沙苑蒺藜、蔓荆子、草蔻、桃仁、锦灯笼、橘核仁、壳缩砂、荔枝核、青皮等。

菜食类

本类药引有生姜、姜皮、煨姜、藕、薄荷、葱白、胡荽、香薷等。

谷食类

本类药引有陈仓米、糯米、薏米、大麦米等。

虫介类

本类药引有蜂蜜、蚕茧、珍珠、燕窝、桑虫、蝉蜕、五灵脂等。

金石类

本类药引有赤金、金器、纹银、元明粉、朱砂、赭石、滑石等。

加工类

本类药引有酒、白酒、饴糖、竹沥、竹茹、细茶、松萝茶、淡豆豉等。

其他类

本类药引有童便、一捻金、六一散、更衣散、木瓜酒、青麟丸、牛黄抱龙丸、活络丹等。

以下择其最常用者 50 种，逐一进行阐发。

一、草 木 类

（一）桑枝

桑枝又名桑条，为桑科植物桑的嫩枝。本品味苦性平，入肝、肺、脾、肾四经。功能祛风湿，利关节，行水气，消肿痛。药引用量 3～15 克。清宫医疗档案中，其用途有四：

和肝舒筋。如乾隆定贵人原系痰热作抽之证。经用药症势俱减，惟病后肝虚气弱，以致有时心悸，腿膝筋脉拘挛，脉息渐缓。此由肝阴虚弱，血不荣经所致。御医议用归芍养荣汤（归身五钱，白芍三钱，沙参四钱，生地五钱，木瓜四钱，丹参三钱，龟板四钱，川牛膝四钱，茯神三钱，火麻仁三钱研），晚服一贴调理。引用桑枝一钱，领诸药入肝养血，抵膝舒筋，令血充筋柔，则疾疴自痊。

除风利湿。如嘉庆二阿哥福晋，系肝热气滞挟痰，外受微风之症。用药调治，痰热稍清。惟湿热下注，腿膝疼痛，脉息弦滑。御医议用当归拈痛汤（当归二钱，黄芩二钱，柴胡一钱五分醋炒，苦参一钱五分，葛根一钱五分，青皮一钱五分，木瓜三钱，知母一钱五分，黄连一钱，牛膝二钱，茵陈二钱，赤苓三钱），午服一贴。引用桑枝五钱，助诸药祛风湿之邪，愈腿膝之患。

消肿止痛。如道光珍嫔，系湿热下注，痛风之症。以致两腿肿痛，发热恶寒，夜不得寐。连服除湿拈痛汤，症势稍减，脉息浮数。御医议用除湿和血汤（羌活一钱五分，归身三钱酒洗，大生地三钱，抚芎一钱五分，赤苓三钱，木通二钱，茵陈三钱，苦参二钱，炒栀二钱，焦楂三钱，酒芩二钱，柴胡一钱五分，独活一钱五分），晚服一贴调理。引用桑枝五钱，领诸药下达两腿，并起清热消肿、散风止痛之作用。

止痒散邪。如慈禧皇太后，夜寐上半夜不实，四肢筋脉作痉，鼻涕擤之不出，从颃颡下渗作凉。皮肤仍痒，脊背之热稍轻、饮食消化渐易。脉息右寸虚软，余部平平。御医议用保元养阴汤加减（沙参三钱，生於术一钱五分，茯神三钱研，白芍一钱五分炒，归身三钱土炒，干地黄四钱，麦冬三钱，桔梗一钱，秦艽一钱五分，生芪二钱，五加皮一钱，炙草八分）调理。引用嫩桑枝三钱，助诸药通经络以散邪，达皮表而止痒。

现代研究表明，桑枝含鞣质，游离的蔗糖、果糖、水苏糖、葡萄糖、麦芽糖、棉籽糖、阿拉伯糖、木糖，茎含黄酮成分桑素、桑色烯、环桑素等，药效学研究尚乏报道。本品性味冲和，临床无明显禁忌症。

（二）鲜扁豆花、叶

鲜扁豆花和鲜扁豆叶为豆科栽培植物白扁豆的副产品，其主治范围均在肠胃。

鲜扁豆花味甘淡性平无毒，归脾、胃二经，功能健脾和胃、清暑化湿，作药引用量7～10朵。如慈禧皇太后脉右关滑，左关燥，寸尺均平。脉本寿征，惟标象现有暑湿，脾胃未和，肝有微风。所以每食必发燥思饮，饮则脾湿受困，上见眼皮不舒，下必泄水，腹不疼。肝窍在目，因泪生风，偏注于左，从左眼角以至承浆旁间有跳动。宜和肝胃以祛风，理脾湿以解暑。御医谨拟药味上呈（茅术炭一钱五分，制厚朴八分，杭白芍二钱，云茯苓三钱，薄荷梗五分去叶，猪苓一钱五分，白术二钱，陈皮八分，生草八分，玉竹二钱）。引用鲜扁豆花十朵，助诸药除中焦之湿滞，理脾胃以止泄。

鲜扁豆叶味辛甘性平有小毒，归肝脾二经，功能清暑利湿、理气舒筋，做药引用量10～15片。清宫医疗档案中，其用途有二：

清暑利湿，行气和中。如明朝嘉庆二阿哥福晋，系暑湿凝结、停滞未净之症，以致胸胁膨闷，肚腹微痛，脉息弦数，皆因余热未清所致。御医议用黄芩芍药汤（黄芩三钱，焦芍一钱五分，制香附三钱，缩砂一钱五分，枳壳二钱炒，厚朴二钱，焦曲三钱，楂炭三钱，麦芽三钱，木香一钱，连翘三钱，藿香五分，炒栀三钱，甘草四分），午晚二贴凉服调理。引用两种，一为鲜扁豆叶十片，助诸药祛暑湿之凝结，理气以消胀；一为白矾黄豆大一块，助诸药收敛止痢。

舒筋化滞，止呕止泻。如嘉庆五格格，系停滞受热之症。内热过盛，兼以本质素弱，脾胃化食不能过速，以致热与食争，呕恶潮热，脉息弦紧。须宜清凉，不宜过暖，恐致抽搐。御医议用六和汤调治（黄芩三钱，制香附三钱，连翘三钱，焦神曲三钱，缩砂一钱五分，藿香五分，滑石五钱，枳壳二钱，麦芽三钱，赤苓四钱，甘草二钱，炒栀三钱）。引用鲜扁豆叶十片，助诸药燮理中州，调和肝脾，起制止呕泻而防抽搐之效。

现代研究表明，扁豆叶含有丰富的胡萝卜素及叶黄素。扁豆花成分不明，药理研究尚属空白。鉴于二者皆有化湿止泻作用，故阴虚及便秘者慎用。

（三）竹叶

竹叶之记载，首见于南朝梁代《名医别录》，是禾本科植物淡竹的叶。本品味甘淡微苦性寒，入心、肺、肝、胆、胃诸经。功能清热除烦、凉血定惊、生津利尿，药引用量 5～20 片。清代宫廷医疗档案中，其用途有：

　　清上焦之热。如乾隆定贵人，系素有肝郁阴虚，心胃湿热，努（胬）肉攀睛之证。以致左目瘀肉侵于黑睛，不时胀痛，身弱头晕，脉息沉弦。御医予外点拨云散，内服清热饮（蔓荆子一钱五分，木通二钱，枳壳一钱五分，小生地三钱，牡丹皮二钱，归尾三钱，川芎一钱，防风一钱五分，菊花二钱，天花粉三钱，赤芍二钱，云连八分）调理，引用竹叶二十片，以助清眼目血分之热。又如嘉庆朝二阿哥福晋，系肝胃有热，外受风凉之症。以致左咽赤肿作痛，肢体痠软，脉息浮数。御医议用荆防败毒散（防风二钱，荆芥二钱，牛蒡三钱，薄荷一钱，元参三钱，葛根二钱，马勃二钱，酒芩二钱，柴胡一钱五分，桔梗二钱，连翘二钱，甘草五分）调理，引用竹叶三十片，以助清咽喉之热。

　　清胃经湿热。如道光四公主，原系温热发颐之症。以致右颐红肿坚硬，难以消散。治疗以来，根盘渐消，形势已小，脓浆已透。惟左颐又有浮肿坚硬，此由胃经湿热过盛。御医用右颐点红灵药，外贴万灵一气膏。左颐敷活瘀化坚散，内服大连翘饮（归尾三钱，连翘三钱，银花三钱，大青叶二钱，花粉二钱，神曲二钱，焦楂二钱，牛蒡子一钱五分，白芷一钱五分，姜蚕一钱五分，元参二钱，醋柴胡一钱五分，桔梗二钱，草节一钱）调理，引用竹叶二十片，以助清化阳明湿热之邪。

　　清病后余热。如道光大阿哥，系饮热受凉之症。用药调治，表里已清。惟余热未净，身软气怯，脉息渐缓。御医议用清热导赤汤（橘皮二钱，枳壳一钱五分炒，麦芽三钱炒，天花粉三钱，半夏二钱炙，酒芩一钱五分，

17

山楂三钱炒，酒连七分研，赤苓三钱，焦曲三钱，次生地三钱，连翘二钱去心）调理，引用竹叶一钱五分，以助荡涤病后之余热，使余邪从小便分消。

降五志火热。如慈禧皇太后，于六年三月十日晚因悲伤过甚，通宵不寐。以致中脘嘈杂，胸膈空虚，腰痛腿软，背串凉热，口多涎沫，诸症骤起。脉息两手均弦大而数。自系暴受惊恐，五志之动，五火交燃所致。御医议暂减滋补，用加味六君子汤（沙参三钱，茯神三钱，生白术二钱，陈皮五分，炙半夏二钱，丹参一钱五分酒炒，炒白芍一钱五分，炙甘草八分），取竹叶十片做引，以助清心肝之热而降五志之火。

除痰饮之热。如宣统端康皇太妃，系肝肺结热，气道欠调之证。经用药肝热轻减，惟中焦饮热欠清，脉息左关沉弦，右关沉滑。御医议用清热调中化饮之法（大瓜蒌六钱，胆草三钱，炒栀三钱，酒芩三钱，腹皮子四钱，枳壳三钱，橘红三钱，焦楂四钱，炒稻芽四钱，姜连二钱研，酒军二钱）调理，引用鲜竹叶水煎药，以助清化痰饮之热。

竹叶之现代研究甚少。因其性味寒凉，故中上二焦无热者，实不相宜。

（四）淡竹叶

淡竹叶之记载，首见于明代《本草纲目》，是禾本科植物淡竹叶的全草。本品味甘淡性寒，入心、肺、胃经。功能清心火，除烦热，止呕吐，利小便。药引用量3～6克。在清代宫廷医疗档案中，其用途有：

　　清咽喉之热。如乾隆惇妃肺胃二经有火，以致喉间有核疼痛，法当上清下润，使其气行通利，自痊。御医处方：黄芩三钱，黄连一钱五分，花粉三钱，连翘二钱，栀子二钱炒黑，丹皮三钱，芍药三钱，元参三钱，天冬三钱去心，石膏三钱生，桔梗二钱，枳实一钱五分，青黛二钱，甘草八分生，水煎二剂。引用淡竹叶二钱，以助清肺胃门户之热。又如宣统皇帝内热郁于上焦，咽喉不利，舌根左边赤色，右寸关及左关均浮数。经服清解之药，咽喉渐利，舌根赤色已退，左右脉数象已减，继用清解之剂（银花一钱五分，丹皮二钱去骨，薄荷叶七分，连翘一钱五分，酒芩一钱，炒山栀一钱五分，小生地三钱，麦冬二钱去心，白芍二钱），以清余热，引用淡竹叶十五片，以助清利咽喉，导热下行。

　　清上焦之热。如嘉庆三阿哥下二格格，系内有饮热，外受风凉之症。以致头疼身痛，胸满恶寒，风热凝结咽喉作痛，脉息浮数，御医议用疏解利咽汤（荆穗二钱，防风一钱五分，牛蒡三钱研，葛根二钱，苦桔梗三钱，山豆根三钱，薄荷一钱五分，花粉二钱，元参二钱，麦冬二钱去心，甘草一钱生）调理，引用淡竹叶一钱五分，以助导上焦之热下趋。

　　清暑温之热。如道光四公主，系肺胃有热，外受暑温之症。以致夜间微喘，四肢发冷，身见红点数处，有时作热，脉息浮数。御医议用疏解清热饮（防风一钱，苍术一钱五分，羚羊角八分，葛根八分，赤芍一钱五分，赤苓一钱五分，藿香八分，牛蒡一钱五分，陈皮八分，黄芩一钱五分，桔梗一钱五分，甘草五分）调理，引用淡竹

19

叶八分，以助清化暑与温相合之湿热，使湿不与热相合，其势必孤矣。

现代研究表明，淡竹叶含芦竹素、蒲公英赛醇、无羁萜等，具有解热、利尿等药理学效应。因其性偏于渗利，故孕妇慎用。

（五）枸橘叶

枸橘叶又名臭橘叶，为芸香科植物枸橘的叶。本品味辛性温无毒，归肝、胃二经，功能理气祛风、消肿散结，做药引用量2～5片。清宫医疗档案中，其用途为：

理气和胃，利咽导毒。如清光绪慈禧皇太后，左牙龈内肿痛已好，眠食俱佳，昨今大便微溏。惟晚膳后消化仍慢，两肋串热，颌颡津渗粘涎带有血味，口溢苦味，脊背之热如昨。脉息左寸缓软，右关渐滑，余部平平。总缘心脾血液未充，脏腑尚欠调和所致。御医议用清金养血汤加减（党参三钱，於术三钱土炒，茯苓三钱研，白芍一钱五分酒炒，归身三钱土炒，干地黄三钱酒炙，杜仲三钱炒，女贞子三钱炙，桔梗一钱五分，半夏三钱炙，藿梗一钱，炙草八分），一帖调理。引用枸橘叶五片，领诸药达中上二焦，并起到利咽喉而导邪毒，和胃气以进饮食的作用。

现代研究表明，本品含枳属甙、新枳属甙、柚皮甙和少量野漆树甙，临床和实验研究尚乏报道。因枸橘叶辛温走窜，故凡脾胃虚弱者，不宜单独或做主药用之。

（六）灯心

灯心，系灯心草科植物灯心草的茎髓或全草。其性味甘淡而微寒，无毒。入手少阴心、手太阳小肠诸经。具有清心降火、利尿通淋、除湿热、利咽喉之功。药引用量30～50寸。清代宫廷档案主要用途有四：

祛心、脾、膀胱之湿热。乾隆循嫔患病，系心脾积热移于膀胱，以致小关防频数赤少，四肢发热，脉息弦数。御医投分清导赤饮（车前子、赤芍、赤苓、滑石、木通、小生地、川萆薢、炒栀子、木香、泽泻、甘草梢、酒军），用灯心50寸，并配以葱尖，导引诸药入心、脾、膀胱，以清湿热、利关窍。

退赤脉侵眼之热邪。乾隆定贵人肺胃有热，外受风邪，以致赤脉侵睛，目眦微肿，脉见弦数。御医为其外点拨云散，内服疏风清热饮（蔓荆子、赤芍、川芎、丹皮、羌活、酒连、归尾、防风、荆穗），引用灯心一子（即一束，约合3克），入心与小肠二经，以助清其风热，退其热郁之赤脉。

清肝胃二经之饮热。乾隆循嫔患肝胃有热，停饮之证，脉息弦数。御医投清热和肝汤（柴胡、赤芍、酒芩、生栀子、木瓜、木通、泽泻、黄连、熟军），用灯心50寸，以引饮热之邪从下焦分消。

散上中二焦之余热。嘉庆莹嫔（华妃）原系风热咽痛之症，用药调治以来，诸症大减。惟身软气怯，胃气未和。御医予清热和胃汤（陈皮、半夏、茯苓、黄芩、麦冬、竹茹、桔梗、枳壳、花粉、甘草），引用灯心30

寸，以清上、中二焦之余热。

现代研究表明，灯心茎髓含纤维、脂肪油、蛋白质等，茎含多糖类，药理研究阙如。中医认为其性偏凉而渗利，故虚寒之证，及中寒或气虚小便不禁者，慎服之。

（七）芦根

芦根又名苇根，是禾本科植物芦苇的根茎。本品味甘性寒，归手太阴肺、足阳明胃二经。功能清热生津、除烦止呕，为温热时行疾病常用之品。药引剂量10～15克，或鲜品3～5把。在清宫医疗档案中，其用途有四：

领药上升，清瘟败毒。如嘉庆二阿哥福晋，系肝胃有热，外受风瘟之症。初起肢体痿软，左咽赤肿作痛，以致左项颐漫肿，皆由风瘟客于经络所致。用药调治，风瘟宣起，疼痛稍减。惟里热未清，脉息浮数。御医议外吹红清胃散，内服清瘟败毒汤（荆芥一钱五分，连翘二钱去心，元参二钱，防风二钱，酒芩二钱，射干一钱五分，桔梗三钱，花粉二钱，僵蚕一钱炒，牛蒡二钱炒，炒栀二钱，羚羊角一钱，马勃一钱五分，赤芍一钱五分，甘草五分生）调理，引加芦根二把，其清凉而上升，领诸药直达头项，以散解瘟毒。

疏解表邪，宣散透疹。如道光曼常在，系内热受凉，咳嗽风疹之症。以致周身痛痒，咳嗽胸满，发热恶寒，脉息浮数。御医议用荆防杏苏饮（荆芥一钱五分，苏叶二把，桔梗二钱苦，前胡二钱，防风一钱五分，葛根二钱，杏仁三钱炒研，知母二钱炒，元参三钱，浙贝二钱研，牛蒡三钱研，甘草八分生）调理，引用芦根四把，取其体中空，以起辅助疏散透达作用。

清肺胃热，止渴除烦。如道光顺贵人，原系肺胃热盛，外受风凉，以致恶寒，胸胁胀痛，牙龈宣肿，牵引咽喉作痛，饮食难下。昨服疏解清热饮，表凉微解。惟瘟热过盛，脉息弦数。御医用外擦玉露霜（柴胡一钱五分，葛根一钱五分，瓜蒌三钱，半夏二钱，黄连一钱，酒芩二钱，桔梗二钱，元参三钱，连翘二钱，蝉蜕一钱五分，木通二钱，人中黄一钱五分）调治，引用芦根五把，以助清肺疏表，清胃散肿。

又如道光朝七公主，系肺胃有热，外感风凉之症。以致发热口渴，烦躁不眠，周身头面发出细碎红点，似有天花之象。惟闭塞太甚，脉息浮数，恐致抽搐。御医议用荆防透表汤（荆穗三钱，防风二钱，葛根三钱，牛蒡三钱，赤芍一钱五分，羌活二钱，归尾三钱，青皮二钱，蝉衣一钱，东楂五钱，紫草二钱，羚羊角一钱五分）调理，引用芦根五把，以助止渴除烦，兼透疹毒。

安胎下气，平嗽利咽。如道光全贵妃，原系妊娠热盛，火灼肺金之症。以致身热咽干，有时咳嗽，脉息滑数。御医议用清金代茶饮（羌活一钱五分，防风一钱五分，苏梗一钱五分，生地三钱小，麦冬三钱去心，桔梗二钱，知母二钱，黄芩二钱，甘草五分生）调理，引用芦根三把，助清中上焦之热，下气安胎，以防胎动流产。

现代研究表明，芦根含薏苡素、天门冬酰胺、蒲公英赛醇、蒲公英烯酮、β-谷甾醇、豆甾醇、茵蓿素、维

生素 B_1、还原糖、蔗糖、蛋白质等，药效学研究甚少。但因本品性寒而凉，故脾胃虚寒之呕泻作胀忌用。

（八）醋柴胡

柴胡，为伞形科植物北柴胡或狭叶柴胡等的根。本品味苦性平微寒，入肝、胆、心包、三焦四经，具有和解表里、升举中气、散结调经、疏肝解郁等功效。在清代宫廷档案中，取醋炒作为肝经引经之药，几乎为慈禧皇太后所专用。

如光绪六年五月二十日，师大人带进薛福辰、汪守正、庄守和、李德昌请得慈禧皇太后脉息左部浮取尚觉虚软，余部平平。昨微感咳嗽已解，眠食均好，大便未行，脊背凉热如旧，颈颊仍有津坠，间作气呛，骸（腿）筋之痛渐减。惟醒后肌肤色青仍未滋润，自系肝阴不足，而心气久亏，遇事烦劳，形神时倦，头目作眩。今议用原方（保元益阴汤）加减一贴（党参三钱，於术一钱五分土炒，制半夏一钱五分，茯神三钱研，归身三钱炒，白芍一钱五分土炒，干地黄四钱酒炒，续断二钱，款冬花二钱，桔梗一钱，杜仲三钱酒炒，生草八分）调理，引用醋柴胡五分，领诸药入肝胆二经，外解半表半里之余邪以除凉热之症，内达颈颊之分而疗津坠气呛。其药量虽轻，寓意深邃，继后之医案表明，效验颇著。

现代研究证实，柴胡含柴胡醇、皂甙、挥发油、白芷素、亚麻酸等，具有解热、抗炎、镇静、镇痛、保肝、抗病毒、抗应激等作用。由于本品性偏升散，因此真阴亏损、肝阳上亢者禁用本品。

（九）益母草

益母草又名坤草，为唇形科植物益母草的全草。本品味辛苦微寒，归心、肝、肾、心包四经，功能活血祛瘀、调经利水、凉血解毒，做药引用量 6～10 克。清宫医疗档案中，其用途有二：

调经化湿。如道光全贵妃，原系湿热停滞，荣分过期，腰腿痠痛之症。用药调治，诸症渐好，疼痛已止，荣分渐畅。惟上焦湿热过盛，有时发热口渴，脉息滑缓。御医议用芩连四物汤（次生地五钱，当归三钱炒洗，赤芍二钱炒，川芎一钱，酒连八分研，酒芩二钱，丹皮二钱，炒栀二钱研，醋柴胡一钱，元胡三钱，知母二钱生，花粉三钱），一帖调理。引用益母草二钱，助诸药活血调经，化湿清热。

祛瘀生新。如道光琳贵妃，系肝热冲血，荣分妄行之症。经用药瘀滞已下，胀痛俱减。惟气血不和，心悸自汗，脉息滑缓。御医议用当归和血饮（当归五钱，生地炭五钱，赤芍二钱炒，地骨皮三钱，丹参三钱，茯神三钱），一帖调理。引用益母草二钱，助诸药消瘀逐滞，养血生新。

益母草含益母草碱、益母草定、水苏碱等多种生物碱，月桂酸、亚麻酸等多种有机酸，黄酮类、氯化钾、4-胍基-1-丁醇等成分。现代研究表明，本品可兴奋离体子宫，降低血压，兴奋呼吸中枢，增加小肠蠕动和排尿量，并能在试管内抑制皮肤真菌生长。由于益母草性偏

25

寒凉，功专行血，故气血素虚偏寒及阴虚血少者皆不宜使用本品。

二、果　实　类

（一）秋梨

梨，为蔷薇科植物白梨、沙梨、秋子梨等栽培种的果实，以皮薄心小，肉细无渣，略无酸味者良，北产尤佳。秋梨，谓中晚秋成熟之梨，因其虫蠹较少，肉厚汁多味美，用做食疗之品最宜，非专指秋子梨而言。本品味甘微酸性凉，归肺、胃、心、肝四经，功能生津润燥，清热化痰，凉心解毒，药引用量3～5片或捣汁半杯冲服。清宫医疗档案中，其用途有三：

散风止嗽。如道光孝成慎皇后，系内热受凉，感冒之症。以致头疼身痛，咳嗽胸满，发热恶寒。昨服麻黄杏苏饮，表凉已解，诸症渐轻，脉息滑数。御医议用杏苏饮（杏仁三钱炒研，苏叶一钱五分，葛根二钱，半夏二钱炙，橘红二钱，桔梗二钱，枳壳二钱，瓜蒌三钱糖心，酒芩二钱，桑皮二钱，山楂三钱炒研，麦芽三钱研，知母二钱），午晚二帖调理。引用大秋梨五片，助诸药散皮毛之余氛，清肺热以止嗽。

消痰降火。如乾隆十一阿哥福晋，原内有痰热，外感风寒之症。以致发热恶寒，胸满咳嗽，服过疏解化痰饮、陷胸等汤，表凉已解。惟痰热不清，胸满咳嗽，夜间少寐，脉息弦饮。御医议用和肝理肺汤（当归二钱，

26

白芍一钱五分，半夏二钱，陈皮一钱，杏仁一钱五分，枳壳一钱五分，生甘草八分）调理。引用秋梨五片，助诸药润肺消痰，降火开结。

清滋肝肺。如道光大阿哥福晋，原系肝阴素亏，荣分过虚。以致午后潮热咳嗽，胸满胁痛，脉息濡弱。此由病后元气未复，又兼肝脾不和，郁结所致。御医议用清金甘露饮（枇杷叶三钱蜜炙，桔梗一钱五分，元参三钱，知母三钱，浙贝三钱，天冬三钱去心，麦冬三钱去心，丹皮三钱，骨皮三钱，橘红一钱五分，生地五钱原枝，甘草六分），晚服一帖调理。引用梨汁半杯兑服，以助诸药清肺金之热，滋肝木之体。

现代研究表明，本品含果糖、蔗糖、葡萄糖、柠檬酸、苹果酸等，具有较高的营养价值。但因秋梨性偏寒凉，其体滋腻，多食伤脾。故凡虚寒咳嗽、脾虚便溏者勿服。

27

（二）胡桃肉

胡桃仁又名核桃仁，为胡桃科植物胡桃的种仁。本品味甘，连皮涩，性温无毒，功能补肾固精，温肺定喘，滑肠通淋，做药引用量1～3枚。清宫医疗档案中，其用途有三：

补命门，通血脉。如乾隆定贵人，原系肝郁血虚，不能荣经之证。服药以来，诸症渐减。惟气血尚弱，左腿微痛，脉息微涩。御医议用养荣化滞汤（黄芪三钱，全当归五钱，郁金三钱，制香附三钱，木瓜三钱，杜仲五钱炒，肉桂一钱去粗皮，赤芍三钱，乳香一钱焙，秦艽三钱，川芎二钱，蔓荆子三钱），午服一帖调理。引用核桃肉三枚，佐诸药补命门元阳，通经脉郁滞。

扶脾肾，祛积气。如嘉庆瑞亲王福晋，系时温之症。服药调理，邪热已减。惟日久气虚，脾阳不运，即少添粥饮，运化不动，脉息沉滑。究系滞热不净，御医议用香砂和中汤（香附三钱，广皮一钱五分，元参三钱，酒芩三钱，枳壳一钱五分，缩砂一钱五分，厚朴一钱五分，茯苓块四钱，楂炭二钱，桔梗二钱，建曲三钱，麦芽三钱），早服一帖调理。引用核桃一个捣，佐诸药补肾以运脾阳，调中以行滞气。

利三焦，开瘀结。如道光朝大阿哥，原系停滞受凉之症。用药调治，表凉已解，里滞虽行，究属不畅。惟两胁牵引少腹作痛，脉息弦滑。此由寒湿蓄结膀胱所致，御医议用青蛾肾著汤（杜仲三钱盐水炒，破故纸二钱，焦白术二钱，块苓五钱，干姜五钱，甘草八分炙）一帖。引用胡桃肉三枚捣碎，领诸药利三焦而达膀胱，开瘀结而行寒湿。

胡桃仁含脂肪油 $40\%\sim50\%$，油的主要成分是亚油酸甘油酯，混有少量亚麻酸及油酸甘油酯。其次，还含有蛋白质、碳水化合物、钙、磷、铁、胡萝卜素、核黄素等。现代研究表明，本品在体内能使血清白蛋白增加，内服还有促进尿路结石排出的作用。但因胡桃仁性偏温热，故阴虚火旺、痰火积热者忌服。

（三）大枣

大枣又名红枣，其肉入药。本品为鼠李科植物枣树的成熟果实，性味甘温无毒，入心、脾、胃三经，具有补益心脾、建中养胃、益气生津、调营卫、解药毒等功效，是清代宫廷应用最广泛的药引之一，用量每剂2～5枚。主要用途有三：

补益心脾。如嘉庆玉贵人患血枯筋挛之症，连用益气养荣之剂，抽搐渐止。惟心脾不足，懒食少寐，终属消耗，御医议用加减育神汤（党参八钱，茯神木五钱，黄芪六钱炙，龙齿一钱五分，枣仁五钱炒，莲肉五钱，归身七钱，远志三钱，炙草五分）调理，引用大枣三枚，以助补心宁神、益脾进食。

滋养气血。如道光二公主患慢抽不止。气血已亏，露睛昏睡，舌强身凉，恐其慢脱。御医议用固真汤（党参一钱五分，白术一钱五分，茯苓一钱五分，官桂三分研，炮姜三分，黄芪一钱五分炙，甘草二分炙）挽救，引用大枣肉一枚，加入益气温脾药物队伍中，以其甘腻之性，使成阳生阴长之态，以助补益气血，留人治病。

和中助运。如乾隆循嫔患血分不足，湿热熏蒸肺气之证。以致咳嗽发烧，身软无力，夜间少寐。服清肺止嗽汤等，咳嗽稍缓。惟夜间烧热，时或腹痛。御医投清肺和中汤（茯苓三钱，前胡一钱五分，厚朴一钱五分，当归一钱五分，桔梗一钱五分，白芍二钱炒，杏仁一钱五分，橘皮一钱五分，生地二钱，苏梗一钱五分，神曲二钱，甘草五分生），引用红枣肉二枚，灯心五十寸，以助调理中州，导湿热下行。光绪朝慈禧皇太后饮食略减，食后不运，嘈嗳背热，入夜较甚，早晨咳痰六七口，尚不易出。夜寐卯刻后不甜，总缘脾阳未复，稍加思虑，又欠

29

健运所致。御医用益气补脾汤加减（党参五钱，半夏三钱，麦冬一钱五分米炒，米炒黄芪四钱，於术三钱，茯神三钱，干姜八分，炙草八分，补骨脂三钱炒，茸片一钱炙，冬花三钱），引用红枣五枚，导诸药入脾胃，并助其健运。

现代研究表明，大枣含有水溶性糖类，多种氨基酸，有机酸，生物碱，皂甙，黄酮，维生素 C、P、A、B_2，及 36 种微量元素、类脂化合物等。具有增加白细胞内 cAMP、抗变态反应、抑制中枢神经、增强肌力、保肝、抑制癌细胞增殖等功效。但因其性粘腻，多食患胀泄热渴，并能动风，故心下痞满、中满呕吐者忌之，凡有湿疹、积滞、齿病、虫病者，亦不相宜。

（四）龙眼肉

龙眼肉亦称桂圆肉、福圆肉或圆肉，是无患子科植物龙眼的假种皮。本品味甘性温无毒，入心、脾二经，功能补心脾、益气血、宁神长智。做药引用量 2～6 克或 3～7 枚。清宫医疗档案中，其用途有：

补益气血。如道光静妃原系丰产之症，产后出血过多，阴虚内热，以致头目眩晕，有时烦躁，夜间少寐。此由气虚有热，血不养神所致。御医议用育神归脾汤（沙参六钱，茯神三钱块研，白术一钱五分土炒，制芪二钱，麦冬五钱，朱砂炒去心，大生地五钱炒焦，归身五钱酒洗，龙骨二钱煅研，焦白芍二钱，龟板五钱炒研，冬瓜仁三钱炒研）调理。引用福圆肉三枚，领诸药入心脾兼益气血。

养心安神。如乾隆六十三年，沙惟一、钱景请得皇上（弘历）圣脉安和。惟心气不足，以致夜间少寐。今议用养阴育神汤（龟板五钱炙，白芍一钱五分炒，龙齿三钱煅，远志肉一钱，麦冬三钱去心，茯神三钱，琥珀一钱灯心研，陈皮一钱，五味子一钱，枣仁四钱炒，大生地四钱，甘草五分制），晚服一帖。引用桂圆肉七枚，领诸药直达病所，兼发挥养心血安神增寐作用。

扶脾抑肝。如道光全贵妃，原系气血素亏，湿伤荣分。今因肝气不疏，劳碌伤脾，以致胸满胁胀，旧症渐作。御医拟用逍遥归脾汤（人参四分去芦另煎，焦白术一钱五分，茯神五钱，远志二钱，归身五钱土炒，焦白芍三钱，枣仁一钱五分炒，阿胶珠三钱蒲黄炒，艾叶炭一钱五分，香附炭一钱五分研，陈皮一钱，醋柴胡五分，炙甘草五分）调理，引用福圆肉三枚，辅诸药实脾而益气血，抑肝以助舒达。

养血调肝。如嘉庆二阿哥福晋，系气郁夹饮，血分不行之症。以致胸膈胀满，腰间痠痛。用药调治，诸证俱好，惟经血不行，脉息沉缓。御医议用和肝养荣汤（何首乌三钱，当归三钱酒洗，白芍二钱，制香附三钱，川断二钱，杜仲二钱，木香八分，丹皮二钱，厚朴二钱炒，川芎二钱酒洗，元胡二钱，益母草三钱），晚服一帖调理。引用桂圆肉二钱，助诸药滋养荣血，调肝行经。

现代研究表明，龙眼肉含蛋白质、脂肪、碳水化合物、钾、钠、镁、磷、钙、铁、硫胺素、核黄素、尼克酸、抗坏血酸、腺嘌呤、胆碱等。具有增强体质、抑制肿瘤生长、降低血脂和增加冠脉流量等作用。因本品味甘能助湿生痰，性温可引动邪火，故内有痰火及湿痰停滞者勿服。

（五）佛手

佛手又名福寿柑，为芸香科植物佛手的果实，以浙江金华产者最佳，食之虽不可口，而清香袭人。本品味辛苦酸，性平无毒，归肺、肝、脾、胃四经，功能疏肝理气、醒胃化痰、辟恶解醒，做药引用量 3～6 克。清宫医疗档案中，其用途有二：

理气宽胸。如嘉庆二阿哥福晋，系气郁夹饮，血分凝滞之证，以致胸膈胀满，腰间痠痛，脉息沉滑。此由气道不宣，湿饮下注所致。御医议用舒肝调荣汤（当归四钱酒洗，白芍二钱，川芎二钱，元胡二钱，制香附三钱，缩砂二钱炒，木香一钱，杜仲二钱，川续断二钱，茯苓二钱，青皮三钱，泽泻一钱五分，木通三钱，枳壳三钱炒，厚朴二钱炒），晚服一帖调理。引用佛手干三钱，以助诸药宽胸化饮，下气和血。

破滞止痛。如嘉庆三阿哥下大格格，系气滞受凉之症。服药以来，腰腿痠痛渐减。惟胸胁胀满，有时疼痛，脉息弦缓，此由里滞未净所致。御医议用四七调中汤（苏梗二钱，茯苓三钱，桔梗二钱，山楂三钱炒，半夏曲三钱，瓜蒌二钱，陈皮二钱，神曲三钱炒，厚朴二钱姜炒，枳壳二钱炒，槟榔二钱，香附三钱炙），晚服一帖调理。引用佛手一钱，助诸药疏郁破滞、消食定痛。

现代研究表明，本品含有柠檬油素、叶木香甙和橙皮甙。实验证实，其醇提取物对动物肠管有明显抑制作用和解痉作用，高浓度静脉注射能迅速缓解氨甲酰胆碱所致胃、胆囊张力增加。静脉注射给猫，还有抑制心脏和降压作用。但因本品属芳香利气之物，其味颇酸，故凡无气滞及胃酸过多者慎服。

（六）木瓜

木瓜又称铁脚梨，为蔷薇科植物贴梗海棠的果实，安徽宣城产者胜。本品味甘酸涩性平，鲜者香气馥郁，入脾、胃、肺、肝、肾五经，功能调气和胃、养肝息风、祛湿舒筋、止泻消胀，做药引用量6～15克。清宫医疗档案中，其用途有三：

平肝和胃。如嘉庆二阿哥福晋，系停饮受凉之症。用药以来，诸证渐减。惟气滞凝结，湿饮未消，运化迟慢，脉息弦缓。御医议用理气调中汤（香附二钱醋炒，郁金一钱五分，当归二钱醋炒，醋芍一钱五分，栝蒌三钱，青皮一钱五分炒，厚朴二钱炒，枳实二钱炒，熟军三钱，神曲三钱，山楂三钱炒，黄连八分），午服一贴调理。引用木瓜三钱，佐诸药调肝理气、和胃消食。

行气化湿。如道光孝成慎皇后，系停饮受凉，气道不宣之症。以致头疼胸满，腰背疫痛。昨服疏风调气饮，表凉微解。惟气道不舒，饮滞过盛，脉息弦数。御医议用调气化饮汤（蜜麻黄一钱五分，当归三钱酒洗，青皮三钱炒，羌活二钱，木香一钱，槟榔二钱，防风二钱，炒白芍二钱，黄连一钱，次生地四钱，香附三钱炙，川芎一钱，白芷一钱五分），午晚二帖调理。引用木瓜五钱，佐诸药宣化湿邪，行气导滞。

33

宣痹舒筋。如道光和嫔，原系肝郁夹饮，暑湿之证。以致腰腿痠疼，腹胀坠痛。昨服调中导滞汤，湿滞稍清，脉息弦滑。御医议用祛湿调中汤（苍术一钱五分炒焦，厚朴一钱五分炒，赤苓四钱，木香一钱，云连一钱姜炒，槟榔二钱，枳实一钱五分，陈皮一钱五分，白芍一钱五分炒，酒芩一钱五分，神曲三钱炒，防己一钱五分，甘草四分），午服一帖调理。引用木瓜二钱，领诸药专行肠胃和筋脉，起到和中消胀、宣痹和血、舒筋止痛作用。

现代研究表明，木瓜含皂甙、苹果酸、酒石酸、柠檬酸、维生素C、黄酮类、鞣质等，实验研究尚鲜见报道。因本品味酸涩太过，故《食疗本草》、《随息居饮食谱》皆认为不可多食，"多食损齿及骨"，"多食患淋"，临床尤应注意。

（七）鲜青果

青果又名橄榄，以新鲜、香软多汁者胜。本品为橄榄科植物橄榄的果实，味甘涩酸，性平无毒，归肺、胃及肝、脾四经，功能开胃生津、化痰涤浊、除烦止渴、凉胆息惊、清利咽喉，解鱼、酒、野蕈毒，做药引用量2～7个。清宫医疗档案中，其用途有四：

清肝胃热。如慈禧皇太后，肝胃郁热未清，头目不爽，脉息左关稍弦，右寸关沉滑。御医拟清热生津明目之法（甘菊三钱，桑叶二钱，麦冬三钱，蒙花三钱，花粉三钱，溏瓜蒌三钱研，苦梗二钱，丹皮二钱，生草六分）调理。引用鲜青果五个、灯心二子，以青果助诸药清肝凉胆、清胃降火，以灯心导热邪下行，共奏除热之效。

和脾理气。如光绪太监总管李莲英，原系稍蓄湿热之症，以致腿膝疼痛。经治疗疼痛渐减，少腹微胀，脉息左关弦缓，右关滑缓。御医拟用益气理脾之法（人参六分，生於术八分，壳砂五分研，桑寄生一钱，薏米三钱炒，炒谷芽二钱，炙草四分）调理。初、午二刻煎药，午、正二刻服药。引用鲜青果三个研，佐诸药和脾开胃、理气化滞。

化痰止咳。如光绪太监总管崔玉贵，气血未复，肺气欠和，时作咳嗽，夜不安寐，嗜卧身倦，中空气短，谷食不香，步履无力，脉息左寸关弦软，右寸细软，关部稍滑。御医议用益气养阴之法（人参一钱五分，五味子五分，麦冬三钱，细生地四钱，生杭芍三钱，犀角八分先煎，枇杷叶三钱炙，朱茯神三钱，丹皮二钱，炒阿胶二钱，生粉草一钱，化橘红一钱）调理。引用鲜青果七个去尖研，助诸药润肺止咳、化痰涤浊。

利咽解毒。如宣统皇帝表凉已解，里热化而未净。以致肺气欠和，咳嗽有痰，舌苔微黄，初醒时似觉咽粘，脉息左寸关弦缓，右寸关滑而近数。御医议用和中清热之法调理（甘菊二钱，霜桑叶一钱五分，橘红一钱，杏仁一钱五分去皮尖及双仁者，鲜竹叶三十片，苦桔梗二钱，谷芽二钱炒，甘草一钱五分）。引用鲜青果二枚捣碎，助诸药解温热之毒，疗咽喉肿痛。

青果含碳水化合物、蛋白质、脂肪、维生素 C、钙、磷、铁等，临床报道本品有显著消炎、收敛作用，内服可治疗细菌性痢疾，外敷可治疗急性炎症、皮肤多

35

型渗出性红斑，以及阴部溃疡。此药性味极平和，无特殊禁忌症。

（八）莲子〔附〕藕、藕节、荷梗、荷蒂、荷叶

莲子，为睡莲科植物莲的种子，去心者称为莲肉，产地以福建省为佳。本品与藕、藕节、荷梗、荷蒂、荷叶出于同一植物，故合并论述。

莲子味甘涩性平无毒，入心、肝、肾三经。功能养心益肾、补脾涩肠，为药、食兼用之品。一般用量5～20粒，或称取10克入煎。清代宫廷档案取其做药引，其用有五：

清心安神。如乾隆禄贵人患气虚痰厥之证，以致迷晕不省人事，服苏合丸神识渐清。惟气弱身软，时或迷晕，痰热犹盛，脉息细涩。御医投育神化痰汤（茯神三钱，远志一钱五分，白术二钱土炒，橘红一钱五分，半夏二钱制，白芍一钱五分炒，扁豆四钱炒，泽泻一钱五分，枣仁一钱五分炒黑，炙草一钱）调理，引用建莲肉三钱、生姜一片入煎，取莲肉芳香之味，以清养心君，除烦安神。

补益心脾。如嘉庆玉贵人患血枯筋挛之证。服药以来，抽搐已止，胃气稍缓。惟心脾不足，气虚少寐，脉息虚涩。御医议用育神四均汤加减（归身四钱土炒，茯神五钱，党参四钱，桔梗一钱五分，柏子仁二钱，白芍二钱，白术三钱土炒，炙草一钱，枣仁三钱炒，炙芪五钱，橘红一钱，麦冬一钱五分去心）调理，引用莲肉三钱，以助和心血、益脾阴。

启膈进食。如雍正闽浙总督满保患噎膈，饮食难咽，强咽不能下，或大便如羊粪。御医议用噎膈膏（甘蔗汁冰糖二两待用，藕汁、梨汁、甘酒娘、人乳、牛乳、萝葡汁、童便各二两，文武火慢熬至四两，加白蜂蜜一两成膏。每挑元明粉一分，此膏二汤匙，不拘时咽），引用莲子二十粒煎汤，助诸药补胃气而镇虚逆，启膈塞以进饮食。

涤除热毒。如康熙正黄旗包依护军参领莫尔洪患暑湿伤气下痢之症，以致腰腹坠痛，下痢紫红血水，两胁胀满，小水结涩不通，发烧烦躁，不思饮食，其病重大。曾用清热除湿仓廪等汤调治，时好时复，下痢紫红血水仍不止，元气大虚，胸胃胀满，竟不思食。御医议投加减升阳益胃汤（茯苓一钱五分，白芍一钱五分酒炒，牛膝一钱，薏米二钱，椿皮一钱醋炒，萆薢一钱，玉竹一钱五分，当归八分，山药一钱炒，扁豆一钱五分炒，车前子一钱炒研，甘草三分炙），引用莲子去心八个，以补助脾阴而涤除热毒。

固涩止泻。如康熙大臣颇尔盆痔漏复发，串至左右臀，内通大肠，透破臭秽，稀脓日流碗许。外贴巴西里岗膏药，肿硬疼痛虽减，渐至元气大虚，大便溏泄，日夜七八次，恶心口渴，不思饮食，病势重大。御医议用金线重楼末兼扶阳益胃汤（人参二钱，白术二钱土炒，茯苓一钱，黄芪二钱蜜炙，陈皮八分，山药二钱炒，缩砂八分，泽泻八分，升麻三分，甘草五分蜜炙），引用建莲肉十枚，配合煨姜二片，以其稼穑之味而入脾，固涩之性止滑泻。

现代研究表明，莲子含多量淀粉、棉籽糖、碳水化合物、蛋白质、脂肪、钙、磷、铁等。莲子心内含莲心碱、异莲心碱和甲基莲心碱。药理实验观察到，甲基莲心碱具有较强的抗钙作用和抗心律不齐作用。中医认为，莲子之性涩而沉降，质坚实难化，故凡外感前后，疟、疸、疳、痔，气郁，中满痞胀，溺赤便秘，食不运化，及新产之后，皆忌服之。

[附]

藕

藕入药记载，最早见于东汉《神农本草经》，为睡莲科植物莲的肥大根茎。本品味甘无毒，入手少阴心、足太阴脾、足阳明胃三经。生用性寒，能清热凉血散瘀，熟用性温，健脾开胃、益血生肌。药引用量随病情而定，少则一羹匙，多则5～10片，或五寸、二两不等。其用途有四：

凉血止血。如道光大阿哥福晋患肝阴素亏、荣分过虚、气血消耗之证。以致身软气怯，潮热咳嗽，懒食，衄血，脉息弦涩。御医议用清热甘露饮（炒栀一钱五分，丹皮三钱，酒芩一钱五分，天冬三钱，麦冬三钱去心，浙贝三钱研，知母三钱，元参三钱，赤苓三钱，归尾二钱，赤芍三钱，甘草六分生），晚服调理，引用鲜藕五寸捣汁兑服，以凉血止衄，除上焦痰热。

和血调荣。如乾隆循嫔患内停湿热、外受风凉之证。经用药表里之热已清，惟荣分至期，有热未行，脉息和缓。御医议用调荣清热汤（生地三钱，丹皮一钱五分，赤芍一钱，炒栀一钱，酒芩一钱五分，酒军一钱五分，归尾一钱五分，枳壳一钱五分炒，怀牛膝一钱五分）调理，引加藕二寸连节，以助益血和血，调荣通经。

清热解暑。如道光祥妃患饮热受凉之症，以致头闷身痠，发热恶寒。用藿香正气汤，表凉已解。惟荣分湿热过盛，脉息弦数。御医投芩连四物汤（条芩二钱，酒连一钱，全当归三钱，川芎二钱，白芍二钱，大熟地四钱，丹皮二钱，赤苓三钱，木通二钱）调理，引用鲜藕五片，以助清除暑热为患之口渴烦闷。

开胃消食。如道光彤妃原系肝胃湿热凝结，外受风凉之证，经服药表邪已解。惟胸间堵满，胁下有痞块，攻冲胃脘胀痛，牵引肢体烦疼，夜不得寐，脉息沉弦。此由饮凝结气道，浊阴不能下行所致。御医议用宽中化滞汤（黄连八分，瓜蒌三钱，香附三钱醋制，元胡三钱醋炒，酒军一钱五分，青皮二钱炒，油当归三钱，炒槟榔三钱，枳实二钱，乳香一钱去油，没药一钱去油，六一散二钱）调理，引用老藕十片，以助养脏腑和脾胃，消食通气。

现代研究表明，藕含淀粉、蛋白质、维生素C、天门冬素、焦性儿茶酚、d-没食子儿茶精、新绿原酸、无色矢车菊素、无色飞燕草素、过氧化物酶等。本品不宜生食过多，免动冷气，招致腹痛肠滑之疾。

藕节

藕节，又称藕节疤，系睡莲科植物莲的根茎的节部。本品味甘涩性平，入手少阴心、足阳明胃、足厥阴肝三经。功能凉血止血，散瘀生新。做药引用量2～7

个，其用有四：

清肝润肺。如乾隆循嫔患肝热乘肺之证，以致干咳无痰，午后发热，胸膈满。曾服清肝润肺汤，脉息渐缓。御医议用清金甘露饮（生地三钱，天冬二钱，知母一钱五分，沙参二钱，麦冬二钱，贝母二钱，石斛二钱，枇杷叶一钱五分，地骨皮一钱五分，黄芩一钱五分，枳壳一钱，花粉一钱五分）调理，引用藕节三个，以助清肝热而润肺燥。

和血调荣。如乾隆循嫔肝经滞热，荣分不和，以致胁腹作胀，有时疼痛，脉息沉弦。御医议用调荣和肝汤（柴胡一钱，青皮一钱五分，枳壳一钱五分，条芩一钱五分，香附二钱炒，丹皮一钱五分，元胡一钱五分，归尾一钱五分，苏梗一钱五分，赤芍一钱，甘草五分生）调理，引用藕节二个，以助祛肝经血分之滞热，使荣血下行。

凉血散瘀。如道光大阿哥福晋患气血两亏劳瘵之证。用药调治，吐血已止。唯咳喘气怯，火灼肺金，大便溏泄，脉息弦数。此由暑伤气分所致，御医议用益阴理脾汤（大生地八钱土炒，石斛四钱，天冬三钱，归身三钱土炒，茯苓二钱，扁豆二钱炒，白芍二钱炒，沙参五钱，川贝母二钱，麦冬三钱去心，焦白术一钱五分，炙甘草八分）调理，引用藕节七个，以助凉血止血、散瘀生新，巩固疗效。

解毒利咽。如乾隆惇妃患外感咽痛结喉之证。系荣分有热不净，外受风凉，以致颈疼咽痛，发热身痠，脉息浮大。御医议用疏解调荣饮（苏梗叶一钱，丹皮二钱，黄芩一钱五分，柴胡一钱，桔梗二钱，川芎一钱，赤芍一钱五分，连翘二钱，枳壳一钱五分，桃仁一钱五分，元参二钱，甘草五分生）调理，引用藕节三个，以助解咽喉之热毒。

现代研究表明，本品含鞣质、天门冬素，尚乏药效学实验报道。中医认为本品不寒不燥，能涩能通，止中寓行散之意，属理血药之佳品。但其性毕竟偏凉，脾胃虚寒者，慎用为妥。

荷梗

荷梗，清·王孟英《随息居饮食谱》称作"荷杆"，是睡莲科植物莲的花柄或叶柄。本品味微苦性平，入心、肺、肝、脾诸经。功能清热解暑、宽胸理气、化饮行水，药引用量七寸至一尺。在清宫医案中，其用途有三：

除湿解暑。如嘉庆二阿哥福晋，系停饮受暑之证。用药调治，诸症微减。惟腿膝疼痛，胸腹胀满，脉息弦缓，此由气不化湿所致。御医议用大橘皮汤（橘皮三钱，青皮二钱炒，缩砂一钱研，瓜蒌三钱，枳壳二钱炒，焦楂四钱，腹皮二钱，茯苓皮三钱，泽泻一钱五分，猪苓一钱五分，木通三钱，木香八分煨）调理，引用荷梗一尺，以助除湿利水，清解暑邪。

行气化饮。如道光孝慎成皇后，系饮热受凉之证。以致头疼身痛，发热恶寒，夜间不寐。用羌防冲和汤，表凉渐解。惟饮滞过盛，胸满腹痛，脉息弦数，此由肝胃不和所致。御医投和肝化饮汤（柴胡一钱五分，醋青皮二钱，苏梗二钱，半夏三钱炙，枳实一钱五分炒，厚朴二钱，赤苓三钱，香附三钱醋炒，焦楂三钱研，焦曲三钱，炒栀三钱，黄连八分）调理，引用荷梗一尺，以助行气宽胸，和中化饮。

升清和营。如慈禧皇太后，系营卫未和，气血尚难充复之证。昨夜寐安适，今早头晕偶作，背热较甚，连日仍用半膳，不甚香甜，胸脘兼患嘈杂，指背筋强痛如昨，脉息左寸略起，微欠调和，右关带弦，余部平平。御医议用益气和营汤（人参一钱，炒於术二钱，茯神三钱研，炒白芍一钱五分，归身二钱土炒，干地黄三钱，女贞子三钱，醋柴胡六分，麦冬二钱去心，粉丹皮一钱五分，炙香附一钱五分，桑寄生三钱）调理，引用荷梗一尺，以助升清除眩，和营舒筋。

现代研究表明，本品含少量生物碱（荷梗碱、去甲荷叶碱）、黄酮甙、天冬酰胺、树脂、鞣质等。因本品性偏于收敛，大便干燥者用时慎用。

荷蒂

荷蒂又名荷叶蒂，为睡莲科植物莲的叶基部。古代取此入药，因其味厚胜于他处。本品味苦甘性平，功能清暑祛湿、和血安胎，药引用量2～3个。在清宫医疗档案中，其用途有三：

领药上升。如乾隆循嫔系肝热冲肺、气道不舒之证。以致头疼咽痛，烦渴懒食，脉息弦数。御医议用清肝平肺汤（柴胡一钱五分，薄荷一钱，酒芩一钱五分，枳壳一钱五分，桔梗一钱五分，栀仁一钱五分，元参一钱五分，花粉一钱五分，连翘一钱五分，牛蒡子二钱，赤芍一钱五分，甘草五分）调理，引用荷蒂二个，以领诸药上升至喉咽巅顶。

　　调中舒筋。如嘉庆玉贵人系气血两亏筋挛之证。因节届霜降，旧症举发，以致不食少寐，时或积气抽痛，脉息虚数，此由血不荣筋所致。时缓时复，恐其脱变。御医议用益气养荣汤（党参三钱，茯神三钱，白术二钱土炒，归身三钱，熟地四钱，白芍二钱炒，抚芎一钱五分，远志一钱去心，牡丹皮一钱五分炒，橘皮一钱五分，炙草五分），缓缓调理。引用荷蒂三个，以助调理中州，舒展筋脉。

　　和血散瘀。如道光大阿哥，系素不节俭生冷，脾胃停滞寒饮。又兼伤血过多，戊己之土，不能滋养肝木，以致二目白睛丝赤，神光色暗，视不真切，症势延缠。伤血后瘀滞稍有未净，腰腹微觉瘦坠，脉息弦涩。御医议用和肝复明汤（当归八钱酒洗，川芎二钱，石决明五钱，菊花二钱，原生地五钱酒浸，青葙子三钱，益智仁三钱炒，车前子三钱绢包煎，茯神五钱，怀牛膝三钱，龟板五钱醋炙，甘草六分炙）调理，引用荷蒂二个，以助和血散瘀，清降心火。

　　现代研究表明，本品含莲碱、原荷叶碱及荷叶碱、甲基氢氧化物等，具有降血压、兴奋呼吸，以及箭毒样作用。用量过大有一定毒性，使用时应予注意。

荷叶

　　荷叶，《尔雅》称曰"蕸"，为睡莲科植物莲的叶子。本品味苦涩性平，具有升发清阳、清暑利湿、散瘀止血之效。药引剂量少则3克，多则一张。其用途有：

　　引药上行。如乾隆禄贵人系肺胃不清，外受风凉。发热咽痛，右颈红肿，头闷身痠。服荆防败毒饮，表凉

43

已解，咽痛渐减。惟内热尚盛，红肿未消。御医拟清热利咽汤（荆穗一钱五分，防风一钱五分，薄荷八分，牛蒡子一钱五分研，桔梗二钱，元参一钱五分，僵蚕一钱五分，赤芍一钱，连翘一钱五分，花粉二钱，前胡一钱，赤苓一钱五分，甘草八分）调理，引用荷叶一钱，以导诸药上行至高之处，而起到消解咽肿作用。

升阳散风。如嘉庆乾清宫总管孙进朝，系内有饮热，外受风凉，头痛之症。以致眩晕头疼，恶风身软作胀。予芎菊茶调饮其势稍减，御医议仍照原方，芎菊茶调饮加减（菊花二钱，川芎二钱，蔓荆子二钱，白芷一钱五分，细辛六分，僵蚕三钱炒，天麻二钱，薄荷一钱五分，苍术一钱五分，半夏二钱制，橘红二钱，甘草五分）调理，引用荷叶半片，以助升发清阳，散风邪而止头疼。

清解暑热。如光绪皇帝患暑热风瘟未解，肺胃饮热尚盛。以致偏右头疼，时作眩晕，呕吐水饮粘涎，躁汗发热，身肢瘘倦，口干作渴，谷食欠香，脉息左寸关浮弦而数，右寸关滑数。御医议用和解清胃化湿饮（藿梗叶二钱，甘菊二钱，粉葛二钱，蔓荆子二钱炒，霜桑叶二钱，酒芩二钱，陈皮二钱，赤茯苓三钱，建神曲三钱，法夏二钱，竹茹二钱，益元散三钱煎）调理，引用鲜荷叶一角，以解暑清眩。

消痰止泻。道光和妃原系病后气虚身软，因食滞不清，火郁生痰之证。以致痰热、胸满、头眩，有时恍惚，又兼泄泻，此由脾虚不能健运所致。御医议用清热化痰汤（沙参三钱，橘皮二钱，胆星一钱，竹茹三钱，天麻一钱五分炙，酒芩二钱，酒连八分研，麦冬三钱去心，石菖蒲八分，枳壳二钱炒，蒌仁二钱研）调理，引用荷叶半片，以辅升发元气，裨助脾胃，化痰消食，涩肠止泻。

利湿解毒。如乾隆惇妃系肝胃湿热下注，以致胸膈膨闷，下部湿毒已破溃出脓，脉息两关弦滑。御医议外上生肌散、盖贴膏药，内服清肝除湿汤（柴胡一钱五分，瓜蒌二钱，青皮一钱五分炒，半夏二钱制，苍术一钱炒，黄柏一钱酒炒，赤苓二钱，木通一钱五分，连翘二钱去心，苦参二钱，甘草五分生）调理，引用荷叶二钱，以助渗利水湿，解火热之毒。

凉血和荣。如乾隆循嫔原系湿热乘肺、血分火盛之证。咳嗽发热，夜间不寐，饮食懒思。服药以来，诸证已减。惟气血尚弱，御医议用清热和荣丸（银柴胡五钱，当归六钱，茯苓八钱，丹皮五钱，赤芍五钱，香附四钱醋炒，炒栀五钱，麦冬八钱，青皮五钱，地骨皮五钱，抚芎三钱，知母五钱生，半夏曲五钱炒，泽兰叶八钱，谷芽六钱炒。共为细末，丸如桐子大每服三钱），引用荷叶煎汤送丸，以助凉血散瘀，和营利湿，平秘血气。

现代研究表明，荷叶含莲碱、荷叶碱、原荷叶碱、亚美罂粟碱、前荷叶碱、N-甲基荷叶碱、D-N-甲基乌药碱、番荔枝碱、鹅掌秋碱、槲皮素、异槲皮甙、莲甙、酒石酸、柠檬酸、苹果酸、葡萄糖酸、草酸、琥珀酸、鞣质，还含有抑制有丝分裂的碱性成分。临床报道有降脂减肥之效。但由于本品升散消耗，故不宜于体虚阳浮之体。

45

（九）西瓜皮

西瓜皮又名西瓜翠衣，为葫芦科植物西瓜的果皮。本品甘凉无毒，入肺、胃二经，功能清暑解热、止渴利尿，做药引用量 30～500 克。

在清宫医疗档案中，以西瓜皮做药引，意在除烦止渴。如光绪三十四年九月初七日，御医张仲元，李德源、戴家瑜请得慈禧皇太后脉息左关弦缓，右寸关滑而近躁。胃气壅滞，郁而生热，肺金因而化燥，以致头闷目倦，口中干燥，大便欠调，身肢力软。谨拟轻扬化燥之法（沙参一钱五分，桑叶一钱五分，甘菊二钱，金石斛二钱，葛根一钱，炒扁豆四钱，炒薏米四钱，炒神曲一钱），以清胃热而滋化源。引用西瓜皮八两去青切碎，熬汤煎药，辅助诸药化热除烦，止渴利湿，以制秋燥。

西瓜皮含蜡质、糖分及大约 10% 的灰分，现代研究尚乏报道。由于本品性偏寒凉，因此，中寒多湿，大便滑泄及病后、产后之人均忌之。

三、菜　食　类

（一）生姜 ［附］姜皮、煨姜

在清代宫廷医疗档案中，生姜是取材最广泛的药引。本品为姜科植物姜的鲜根茎，上起康熙朝，下讫宣统朝，内、外科疾病配方的药引取材于它者随处可见。

其中应用最多为生姜，其次为煨姜、姜皮。

生姜。味辛气微温，走而不守，入足阳明胃、足太阴脾、手太阴肺、足厥阴肝四经，宫廷档案取其做药引，用量1～3片，功能有三：

宣散表寒，降逆止呕。例如乾隆惇妃曾患外受风凉，症见头痛身痠，恶心畏寒，太医投"疏解正气汤"，（苏叶、藿香、半夏、羌活、川芎、白芷、枳壳、厚朴、苍术、陈皮、赤苓、甘草）取生姜二片为引，入肺胃以散寒降逆。

化痰涤饮，疏通经络。例如康熙四等侍卫布勒苏患肝经积热，痰气结于心包络，以致言语错乱、舌肿苔黄，有时不知人事，六脉软滑，御医投清心豁痰汤（茯神、石菖蒲、麦冬、柴胡、黄连、乌药、竹茹、半夏、橘红、枳实、胆星、甘草），引生姜一片，以助涤饮利窍。

47

调理肝胃，畅达气机。例如光绪瑾嫔患肝郁夹瘟之症，胸满烦躁，咳嗽干呕，咽嗌作痛，脉息弦数，御医诊为肝郁不疏，滞热尚盛，投和肝化滞汤（当归、赤芍、黄连、瓜蒌、半夏、杏仁、川贝、桔梗、元参、川军、薄荷、甘草），引用生姜三片，以助调肝理气。至疾病将愈，诸证俱好，脉息见缓，惟胃气欠和，纳食不香，余热稍有未净。御医继投和胃饮（於术、陈皮、茯苓、厚朴、泽泻、酒芩、甘草，引生姜三片）一贴，接服加味保和丸，每服三钱，姜汤送下调理，以助调和胃气。

[附]

生姜皮

生姜皮，性味归经皆同生姜。清宫档案作药引用之，取其以皮走脾之意，重心在于治疗脾虚浮肿、泄泻等。例如康熙四十九年六月，理藩院右侍郎荐良，患脾肺虚寒喘胀之症，以致气喘自汗，胸胁胀满，难以仰卧，面目四肢浮肿，大便不实，六脉绝至不现。御医投加减实脾饮，（茯苓、陈皮、白芍、白术、薏米、桑皮、大腹皮、木瓜、桂枝），引用姜皮三片，以引药入脾，散寒行水，以平喘胀。

煨姜

煨姜，系将生姜用纸六七层包裹，水中浸透，置火灰中煨至纸色焦黄，去纸用。本品无干姜之燥，无生姜之散，最为平妥。康熙正黄旗大臣颇尔盆患痔漏透破后，流脓碗许，渐至元气大虚，大便溏泄，恶心口渴，不思饮食，病势重大。御医投加味扶元益胃汤（人参、白术、茯苓、黄芪、陈皮、山药、缩砂、泽泻、升麻、甘草、建莲肉去心，金线重楼末），引用煨姜三片，以和中止呕，起到顾护胃气作用。

现代研究表明，生姜含生姜醇、姜烯、姜辣素、氨基酸、乙-果胶酸等，具有促进胃液分泌、止呕祛风、抗菌消炎，促进外周血液循环，兴奋呼吸、血管运动中枢和心脏，温暖发汗，以及延缓衰老作用。但阴虚及上、中二焦有热者忌服，临证时应予斟酌。

（二）薄荷

薄荷，一名薄苟，为唇形科植物薄荷及家薄荷的全草或叶。本品味辛性凉，归肺、肝经，功能疏风散热、辟秽解毒、舒肝理气，做药引用量1～3克。清宫医疗档案中，其用途有四：

散风清头。如光绪皇帝表感风寒已解，头痛渐减，尚觉眩晕，时见鼻塞，晚间尤甚。肺气不利，上焦浮热未清。皮肤燥痒，谷食不香，口粘无味。面色青黄而滞，鼻间欲起小疡，左边颊颐发木，耳后项筋痠疼。腭间偏左粟泡呛破，漱口时或带血丝，咽喉觉挡，左边似欲起泡，右边微疼，咽物痛觉轻减，其味仍见发咸。舌苔中灰边黄。左牙疼痛较甚，唇焦起皮，口渴思饮，喉痒呛咳。气不舒畅，心烦而悸，不耐事扰，时作太息。目中白睛红丝未净，视物眯矇，左眼尤甚，眼胞时觉发胀。耳内觉聋，时作烘声。胸中发堵，呼吸言语气觉不足，腹中窄狭，少腹时见气厥，下部觉空，推揉按摩稍觉舒畅。气短懒言，两肩坠痛，夜寐少眠，醒后筋脉觉僵，难以转侧。梦闻金声偶或滑精，坐立稍久则腰膝痠疼。劳累稍多则心神迷惑，心中无因自觉发笑。精神欠佳，肢体倦怠。加以劳累，腰痠腿疼愈甚。下部潮湿寒凉，大便燥结。小便频数，时或艰涩不利。谨闻诸症尚然如是，脉息左寸关弦而稍数，右寸关沉滑而数，两尺细弱，沉取尤甚。本由禀赋素弱，心脾久虚，肝阴不足，虚火上浮，灼其肺金，木燥风生使然。宜用甘温之剂，以培真元。惟水亏火盛，不受补剂，是以用药掣肘。御医议用养心扶脾润肺生津滋养肝肾之剂，而寓以壮水镇火清热熄风之品（云茯神苓各二钱，枇杷叶一钱五分炙，桔梗一钱五分，麦冬二钱，元参三钱，霜桑叶二钱，甘菊二钱，金石斛三钱，炒谷芽三钱，竹茹二钱，杭白芍二钱，甘草八分），嘱仍宜节劳静养调理。引用薄荷五分，取其性锐而轻清，气香利窍，善走肌表和上焦，助诸药散风寒之余邪，清头面之浮热。

表里双解。如宣统皇帝，系肝肺郁热过盛，微感风凉。以致两颧色红，两目气轮红晕，时或烦急。舌苔微黄，脉息左寸关弦数，右寸关滑数有力。御医拟清热调中兼和解之品调理（龙胆草二钱，胡连二钱，牛蒡二钱，知母二钱生，川贝母二钱研，条芩二钱，枳壳一钱五分炒，酒军一钱）。引用薄荷八分（未煎），领诸药直达肝肺，并起到外疏风邪、内调气机的作用。

舒肝解郁。嘉庆二阿哥下二格格，系肝脾两亏之证。以致午后潮热，形瘦懒食。服过和肝理脾汤，寝寐稍安，脉息弦缓。御医议仍用原方加减（醋柴胡八分，白芍一钱五分炒，当归三钱，生术三钱，茯苓三钱，半夏曲三钱炒，厚朴一钱五分炙，苏梗五分，青皮一钱五分炒，萸连八分研，炒栀一钱五分研，丹皮二钱，甘草八分生）调理。引用薄荷四分，引诸药入肝胆二经，气味轻清，起到舒达肝经忧郁结滞之气的效果。

宽中理气。如道光全嫔，系湿饮停滞，受凉之证。以致胸满胀痛，周身肿痛。服拈痛清燥等汤，表凉已解，肿势渐消。大便虽行，惟湿郁热郁不开，脉息滑数。御医议用柴胡清热汤（柴胡一钱五分，青皮二钱醋炒，枳壳二钱炒，酒芩二钱，花粉三钱，苦参一钱五分，黄连八分，赤苓三钱，香附三钱炙，半夏曲三钱炒焦，焦楂三钱，甘草五分梢），二贴午晚调理。引用薄荷五分，助诸药宽中理气，内解湿饮停滞之结。

现代研究表明，薄荷含薄荷醇、薄荷酮、乙酸薄荷酯、莰烯、柠檬烯、异薄荷酮、蒎烯、薄荷烯酮、迷迭香酸、树脂等。实验证实，本品对动物离体肠管有解痉作用，对呼吸道炎症有治疗效果。内服小量薄荷有兴奋中枢神经作用，间接传导至末梢神经，使皮肤毛细血管扩张，促进汗腺分泌，使机体散热增加，产生发汗散热作用。薄荷制剂局部应用时，可使皮肤粘膜的冷觉感受器产生冷觉反射，引起皮肤粘膜血管收缩；薄荷油对皮肤有刺激作用，并可慢慢渗透入皮肤，引起长时间充血；同时也反射性地引起深部组织的血管变化，调整血管功能，而起到治疗效果。此外，同属植物欧薄荷总黄酮还有利胆作用。但因本品辛散香窜，病后新瘥者服之，令人虚汗不止。又凡阴虚血燥、表虚多汗、肝阳偏亢，以及年迈体弱者，皆当慎服。

（三）葱白

葱白，为百合科植物葱白鳞茎。它的品种甚多，入药以绵葱和冻葱效力较胜；葱头、葱尖均可疗疾。本品味辛甘而性温，归肺、胃二经，功能发表通阳解毒。做药引用量，取白1～2寸，或头尖2～5枚。清宫医疗档案中，其用途有三：

和调阴阳。如光绪皇帝脉息左关尺弦软而滞，右部略有燥（躁）象。症见额闷头晕，喉间带咸。阳明风湿化燥，胃为肾关，肾气不足，胃亦相因而弱。脾与胃为一身大络，所关痠跳疼痛，从腰胯起，又系肝肾部分，左亦痠疼，偏右独重，不能侧卧，遂不安寐。子正后，始稍轻睡四刻许，为时太少。虽日间有轻有重，而夜里未得熟睡，总属阴阳不调。耳响气怯，下午或现麻冷，仍系虚寒兼风。应调气血，兼化肝胃风湿燥气为治。御医拟方用：豨莶草三钱，秦艽一钱，鳖甲二钱酒炙酥，细鲜生地三钱酒泡，升麻五分黄芩水炒，五加皮二钱，牛膝六分，独活泡酒炒，生甘草八分，茯神二钱朱砂拌，桑螵蛸四钱，白芍一钱桂枝水炒。引用葱白连须二枚去净青，领诸药达表入里，调和阴阳，兼除风寒。

解表散邪。如嘉庆二阿哥福晋，系肝脾郁热风温之证。以致周身痠痛，胸膈胀满，脉息弦数，气滞湿凝。御医议用清热化滞汤（薄荷一钱，黄芩三钱，连翘三钱，桔梗二钱，广皮一钱五分，炒栀三钱，焦曲三钱，枳壳二钱，羌活八分，甘草四分），晚服一贴调理。引用葱白一寸，领诸药入肺胃之分，疏散表邪。

利窍通关。如乾隆循嫔，系心脾积热移于膀胱。以致小关防频数赤少，四肢发热，脉息弦数。御医议用分清导赤饮（车前子二钱，赤芍一钱五分，赤苓二钱，滑石三钱，木通二钱，小生地二钱，川草薢一钱五分，炒栀二钱，木香八分研，泽泻一钱五分，甘草梢一钱，酒军三钱）调理。引用葱尖五个、灯心五十寸，意在以葱尖开通膀胱关窍，灯心助诸药利尿道淋，导热下行。

葱白鲜茎中含蒜素、二烯丙基硫醚，维生素 C、

B₁、B₂、A，烟酸、脂肪油和粘液质。其挥发成分通过直接作用于细菌的酶，发挥对白喉杆菌、结核杆菌、痢疾杆菌、葡萄球菌、链球菌等的抑菌效力。但因本品辛散发表，故表虚多汗者，不宜使用。

（四）胡荽

胡荽又名芫荽或香菜，为伞形科植物芫荽的带根全草。本品辛温香窜，入脾、胃、肺、大肠诸经，功能发汗透疹、消食下气，做药引用量1～2棵。清宫医疗档案中，其用途有二：

疏风透疹。如乾隆循嫔，原系肝胃不和，外受风凉之证。服药表凉已解，惟荣分湿热未净，以致头面周身出红点子，作痒，脉息浮缓。御医议用疏清饮（荆芥一钱五分，防风一钱，葛根一钱五分，薄荷八分，牛蒡子二钱，桔梗二钱，连翘一钱五分，黄芩二钱，花粉三钱，蝉衣一钱五分，升麻八分，甘草五分）调理。引用芫荽一棵、生姜二片，以芫荽领诸药外达皮肤，疏风发汗，透疹止痒。

预防天花。如道光四阿哥，原系夹惊外感之证。早服清解散，惊气外感渐解，身热未退，脉纹红色。当此天花盛行之际，恐因此致发喜花。御医议用清解透表汤（荆芥八分，山楂一钱五分，升麻三分，防风五分，桔梗八分，甘草五分，牛蒡一钱，前胡一钱，蝉衣五分，葛根八分，连翘八分去心，木通五分）调理。引用香菜根一棵，助诸药辟一切不正之气，预防天花发生。

现代研究表明，本品含正癸醛、壬醛、芳樟醇、维

53

生素 C 等，临床及实验研究未见报道。胡荽多食损目，痧疹已透，或未透而热邪壅滞者，亦不宜服之。

（五）香蕈

香蕈又名香菇，为侧耳科植物香蕈的子实体，包边圆嫩者佳。本品味甘性平无毒，归肝、胃二经，功能益气开胃、托痘透疹，做药引用量 1~3 片。清宫医疗档案中，主要用香蕈托痘。如道光七公主，喜痘二朝，续出头面，过于细碎，颜色不润，颗粒平扁不分，烦躁过甚，不得片刻安寐。此由火热壅遏已极，屡用凉药未能得效。此系重险之症，恐浆脓难化，必致有变。御医议用攻毒凉血汤（生军一两，次生地六钱，赤芍一钱五分，地龙七条，紫地丁四钱，紫草一钱，东楂三钱，青皮一钱五分）一帖，竭力救治。引用香蕈三大片，助诸药托痘排毒，疏风破血。

现代研究表明，香蕈含白蛋白、谷蛋白、醇溶蛋白、组氨酸、谷氨酸、丙氨酸、亮氨酸等 18 种以上的氨基酸，还含有脂肪、糖类、多糖类、粗纤维、无机元素、多种维生素、乙酰胺、胆碱、腺嘌呤、麦角甾醇、甘露醇、海藻糖及多种酶类。临床和实验研究证实，本品能够显著降低血浆胆固醇，降低血压；增强胸腺细胞 $Lyt1^+2^+3^+$ 对协助因子的敏感性，促进细胞免疫和体液免疫功能，并具有抗肿瘤、抗菌、抗病毒作用，香菇多糖制剂海内外均有产销，以用于提高免疫功能。本品毒副作用极少，除中寒有滞者外，一般皆可应用。

四、谷 食 类

（一）陈仓米

陈仓米又名陈廪米、老米、系籼、粳稻之囤积仓廪陈久者。本品为禾本科植物稻的陈年种仁，甘淡而性平，气味俱薄，功能调中益气、开胃消食、涩肠止利。做药引用量 1.5～15 克。在清代宫廷档案中，其用途有二：

调中益气，涩肠止泻。如康熙朝御前一等侍卫海清，系寒湿伤脾泄泻之症。原由风湿腿疼，日久溃而不敛，气血已亏。自去年冬令以来，时常肚腹溏泄，今因长夏湿胜侵脾，大便泄泻清水，日夜五六次，气弱身软，懒食恶心，六脉沉迟无神。病势重大，土旺之时不宜。御医议用椿根皮散兼加减升阳除湿汤（苍术一钱五分米泔炒，陈皮一钱，赤茯苓二钱，猪苓八分，泽泻八分，升麻三分，柴胡五分，木香五分，缩砂七分，炮姜七分，扁豆三钱炒，甘草五分蜜炙）竭力救治，引用陈仓米五分，配合姜皮三片，以助补益脾气，止泻安中。

顾护胃气，化湿止痢。如道光朝和嫔，系肝郁挟饮，暑湿之证。以致腰腿痠疼，腹胀坠痛，微见白痢，脉息弦滑。此属湿滞过盛，御医议用调中导滞汤（木香一钱煨，云连一钱姜炒，厚朴一钱五分，苍术一钱五分炒，酒军一钱五分，槟榔二钱，枳实一钱五分，赤苓三钱，白芍一钱五分，酒芩二钱，陈皮一钱五分，甘草四分），午晚二贴调理。引用陈仓米三钱，帮助减轻疾病对胃气之消耗，健运脾气以化湿，开胃消食而止痢。

现代医学对陈仓米尚乏研究报道。据清代章穆《调疾饮食辨》所谈，使用陈仓米时，勿以陈粟米替代。因粟米陈至二年，其气味如敛船之油灰，更伤脾胃，慎不可用。

（二）糯米

糯米又名江米，为禾本科植物糯稻的种仁。本品味甘性温，归脾、胃、肺、肾四经，功能补肺气，充胃津，助痘浆，暖水脏。做药引用量，每剂百粒，或3～5克。清宫医疗档案中，其用途有二：

益气行血，透毒助浆。如嘉庆五阿哥喜痘七朝，头面周身浆行饱满，颜色光润，饮食睡卧俱好。御医议用调元助浆汤（生黄芪四钱，当归三钱，炒白芍一钱五分，原生地二钱，僵蚕二钱炒，白芷七分，川芎七分，厚朴二钱炒，陈皮一钱五分，南楂肉三钱，桔梗一钱五分，连翘二钱去心，煨木香五分，甘草八分炙），早服一贴调理。引用炒江米一钱五分，以助诸药补中益气、托毒助浆。又如道光朝七公主喜痘六朝，昨服活血化浆饮，稍有微浆。惟饮食不香。眼未封固。此由肝肾毒盛，气血壅遏所致。御医议用清毒化浆饮（生军一两，次生地八钱，当归五钱，赤芍一钱五分，僵蚕三钱，花粉二钱，川芎八分，酒连八分，苦桔梗二钱，山甲二钱，连翘三钱，紫草一钱五分），午服一贴调理。引用糯米一钱炒，以助诸药行荣卫中血积，解毒发痘。

56

扶脾强肾，调荣止痛。如道光全妃，系荣分湿热过盛，似有妊娠之象。惟既值两月之期，有时荣分微行，又兼腰瘀腹痛，脉息沉数。御医议用清热调荣之剂胶艾四物汤（阿胶珠二钱蛤粉炒，艾叶一钱五分醋炒，当归三钱，白芍二钱酒炒，川芎一钱五分，大生地三钱，条芩一钱酒炒，炙草五分），晚进一贴调理。引用糯米一钱五分，以助诸药扶脾强肾以固胎元，调荣止痛而愈疴疾。

现代研究表明，糯米含糖、蛋白质、脂肪、维生素 B_1、B_2、尼克酸，以及矿物质钙、磷、铁等，本品质粘性温，食之最能发病成积，故素有痰热风病及脾病不能转输者忌服。

（三）薏苡仁

薏苡仁又名薏米、草珠儿，为禾本科植物薏苡的种仁。本品味甘淡性平偏凉，归肺、脾、胃、肝、肾、大肠六经，功能健脾补肺、清热利湿、益气和中，做药引用量 10～15 克。

在清宫医疗档案中使用薏米，意在健脾除湿，清宫八珍糕之应用即其一例。如道光和妃，原系病后气虚身软，懒食少寐，胸满痰热，脉息滑数。此由元气未复所致，御医议用益气化痰汤（党参五钱，白术三钱土炒，茯神五钱块研，陈皮一钱五分，炙芪三钱，蜜升麻七分，柴胡五分，竹茹三钱，炙草七分），晚服一贴，兼除湿理脾丸调理。汤剂引用薏米五钱，助诸药健脾益气，除湿散满，清化痰热。

薏米含蛋白质、脂肪、碳水化合物、氨基酸、薏苡素、薏苡酯、三萜化合物、少量维生素 B_1 等。现代研究表明，薏米能阻止或降低横纹肌之收缩作用，从而减少肌肉痉挛，降低疲劳。它还能改善呼吸，使肺血管显著扩张，解热镇痛，兴奋动物子宫。薏米又有促进健康人淋巴细胞转化的作用，能使溶血空斑形成细胞数较对照组增高。对于癌细胞生长，本品有阻止及杀伤作用。

鉴于本品为甘淡渗利之品，故大便干燥者及孕妇慎服。

五、虫 介 类

（一）蜂蜜

蜂蜜，亦称石饴，为蜜蜂科昆虫中华蜂蜜等所酿的蜜糖。本品味甘性平无毒，归心、脾、肺，大肠四经，功能补中润燥，止痛解毒，做药引用量半至一茶匙，或 $10\sim15$ 克。清宫医疗档案中，其用途有三：

润燥通便。如嘉庆玉贵人，系肝阴素亏，因受微凉，复发旧症。用药调治，表凉已解。惟血虚便秘，脉息虚数。御医议用当归润燥汤（油当归三钱，大生地三钱，火麻仁二钱，郁李仁二钱，桃仁一钱五分研，升麻八分蜜炒，枳壳一钱五分炒，焦曲一钱，楂炭二钱，甘草五分），晚服二贴调理。引用红蜂蜜一茶匙，以助滋阴润燥，养血通便。

定喘行滞。如道光和嫔，原系肝郁夹饮，荣分不足之证。前服疏肝化饮等剂，喘满稍减，惟气滞湿饮尚盛，大便数日未行，两胁胀痛，脉息弦涩。御医议用养荣化滞汤（当归四钱，抚芎一钱五分研，醋柴胡八分，黄连八分研，枳实一钱五分炒，青皮二钱醋炒，焦楂三钱，焦曲三钱，香附三钱醋炒，酒军二钱，厚朴一钱五分姜炒，生甘草六分），午服一贴调理。引用白蜜半匙冲服，以助诸药化痰平喘，通三焦，行滞气。

解毒调中。如道光珍嫔，系湿热下注，痛风之证。两腿周身流痛不定，发热恶寒，夜不得寐。用药调治以来，症势时缓时复。服万灵丹，肿势微消。惟滞热过盛，脉息浮数。御医议用清热润燥汤（油当归三钱，酒芩二钱，火麻仁三钱，郁李仁三钱炒研，焦楂三钱研，神曲三钱炒，槟榔二钱，枳实一钱五分，厚朴二钱，酒军三钱，青皮一钱五分，生甘草八分），午晚二贴调理。引用红蜜一茶匙，以助诸药解毒止痛，调中养脾。

现代研究表明，蜂蜜含有大量葡萄糖和果糖，多种维生素酶类和有机酸，47 种微量元素等。药理实验证实，本品具有营养强壮、调整体内酸碱平衡、抑菌、抗霉菌等作用。但因其质地滑润粘腻，故凡湿痰内蕴、中满痞胀及便溏、泄泻者，皆不宜服。

（二）蚕茧

蚕茧为蚕蛾科昆虫蚕蛾的茧壳。本品甘温无毒，功能止渴止血，降逆安胃，溃坚杀虫。清宫医疗档案作药引用之，意在止消渴。如光绪三十四年十月十二日，御医吕用宾请得慈禧皇太后脉右滑左数，肋旁气痛，口渴水泻，乃肝木克脾，脾为湿困，以致不能收摄津液，发为渴泄。现又兼感风火，法宜承津化气，以止渴泄而舒肝脾。恭拟猪苓汤、文蛤散加减（金石斛三钱，大腹皮一钱，炒扁豆三钱，冬瓜子三钱，云茯苓二钱，薏苡仁三钱，干百合三钱，文蛤粉二钱，生谷芽三钱，老苏梗一钱），调理自安。引用蚕茧三个，助诸药泻膀胱中相火，引清气上朝于口，从而获生津止渴之效。

现代研究表明，蚕茧含丝纤蛋白、丝胶蛋白、油蜡状物质、胡萝卜素衍生物，以及矿物质铁、氟、锰、锌等。实验证实，本品的乙醇提取物对麻醉猫的血压、离体豚鼠回肠及家兔十二指肠，均呈现拟胆碱作用。但在蛙腹直肌上，对横纹肌无作用。此药采集极易，煮汤治消渴，有一定疗效。

（三）珍珠

珍珠亦称真珠，为珍珠贝科动物珍珠贝、马氏珍珠贝或蚌科动物三角帆蚌、褶纹冠蚌、背角无齿蚌等贝类动物珍珠囊中形成的无核透明圆球状物。

本品味甘咸性寒，归心、肝二经，功能镇心安神，养阴熄风，清热坠痰，祛翳明目。在清宫档案中做药引用之，取其调理阴、阳维之效。如光绪三十四年七月六日，御医施焕请得皇上脉左部弦而带数，右部弱，中弦滑、尺更软。症应腰胯掣跳疫痛，耳鸣神倦，食物不多，大便不调。现值季夏将秋，为脾旺肺相之时，脾湿喜燥，因肾病阴虚，燥药不宜。按孙真人所论，肾病脾湿胃不和者，应腹大，腰疼、失精、耳鸣等症，所以心肝脾肾相因不足矣。胯有阳维脉络，阴搏阳气而跳，阳郁于阴则痿。总之阴虚阳逆，脾胃不调。前从阴阳枢注意，欲升清以降浊；今在阴阳维用心，欲清火以济水；庶不碍及脾湿肾水也。谨拟药味上呈（玉竹三钱，合欢皮四钱，白芍八分用酒炒，金石斛一钱五分，以牛乳同小於术炒、去术，桑螵蛸三钱，薏仁米五钱，丝瓜络四钱，法半夏二钱，生甘草八分）。真珍珠二分，研极细末为引，领诸药入阴维之脉，从阴引阳，以治疗载湉"怅然失志，溶溶不能自收持"之疾。

现代研究表明，珍珠含碳酸钙、多种氨基酸，以及铜、铁、镁、锰、锌、硅、锶等元素。具有抑制皮层电活动，降低脑内单胺氧化酶水平，镇静、镇痛、退热，抗惊厥、抗辐射，抑制白内障形成，延缓衰老等作用。因其性寒凉，故凡不由火热引起的疾病，勿投之。

（四）燕窝

61

燕窝为雨燕科动物金丝燕及多种同属燕类用唾液等混合凝结所筑成的巢窝，以白燕窝品质最佳。本品味甘性平无毒，归肺、胃、肾三经，功能益气养阴、润肺化痰、开胃和中。清宫医疗档案做药引用之，意在医痘疹。如嘉庆五阿哥天花七朝，头面周身颗粒浆行饱满，光亮润泽，寝食俱好。御医议用养血保浆饮（大生地三钱，当归三钱，麦冬三钱，花粉二钱，连翘二钱，木通二钱，炒栀二钱，僵蚕一钱，山楂三钱，白芍二钱，甘草六分），早服一帖调理。引用燕窝三钱，助诸药促痘灌浆，使天花之毒得泄。

现代研究表明，天然燕窝有含氮物质 57.40%，其中包括多种蛋白质、氨基己糖及类似粘蛋白物质。此外尚有还原糖及脂肪微量，矿物质如钙、磷、钾、硫等。实验研究和临床研究尚乏报道。本品虽属至平至美之味，以病势初浅者为宜。凡邪火方盛之时，及肺胃虚寒、湿痰停滞、有表邪者，皆不宜使用。

（五）桑虫

桑虫，《名医别录》称做桑蠹虫，为天牛科昆虫星天牛、桑天牛或其他近缘昆虫的幼虫。本品味甘性平有毒，入肝、脾、肺三经，功能祛瘀通经、散风透疹，做药引用量1～5条。

清宫医疗档案中使用本品，意在解毒托痘。如嘉庆五阿哥，天花六朝。头面周身浆行半足，寝食俱好。惟根晕微红，血分仍属有热。御医议用养血助浆饮（中生地三钱，当归三钱，川芎七分，牛蒡二钱，连翘二钱，木通二钱，僵蚕二钱，白芷六分，花粉二钱，炒栀二钱，紫草茸一钱，南楂三钱炒），早服一帖调理。引用桑虫五条去皮研兑，助诸药活血解毒，托痘发浆。

由于桑虫为有毒伤脾之品，故凡痘毒脾败，皮薄脚散、泄泻不止者忌服。

六、金 石 类

（一）赤金、金器

赤金、金器，均为黄金锤制。本品味辛苦性平，入心、肝二经，功能镇心安神解毒，定心智，止惊痫。因其溶解度极低，做药引常取整块或一件入煎。清宫医疗档案中，其用途有二：

镇心安神。如乾隆皇帝弘历临终前一月，因心气不足，以致神气恍惚，梦寐不宁，脉息安和。御医议用镇阴育神汤（归身二钱，白芍四钱炒，枣仁五钱炒，石菖蒲八分，远志一钱五分，茯神三钱，琥珀一钱，龙齿三钱煅），晚服一剂。引用赤金一两同煎，辅诸药镇摄心神、安定魂魄。

凉肝定惊。如嘉庆四阿哥，原系内有痰热，外受风凉之证。用药调治，身热微喘渐减。惟痰热过盛，于巳时痰堵抽搐一次，又于未时抽搐一次，脉息滑数。御医议外用琥珀散一支，内服清热镇惊汤（柴胡六分，羚羊角四分，瓜蒌八分，川羌四分，制南星三分，浙贝母一钱研，防风八分，钩藤七分，代赭石八分，覆花七分绢包，全蝎三只，赤苓八分），引用金器一件同煎，辅诸药凉肝解热、定惊止搐。

赤金、金器皆为纯金制品，其性寒而质重坠，当代极少应用，至于阳虚气陷、下利清冷者，更不得应用。

（二）纹银

纹银属自然银，古代做货币使用。本品性大寒无毒，入心、肝、肺三经，功能安神定志、镇惊明目。清宫医疗档案中，用纹银做药引，意在防止伤胎。如道光四年十月初七日，御医郝进喜请得全贵妃脉息安和，系妊娠已近四个月，饮食起居俱好，相宜慎重调

理。二十五日，郝进喜请得全贵妃香砂和气饮（香附
三钱，缩砂一钱微炒研，紫苏子一钱五分，乌药一钱五分，
当归二钱酒洗，续断三钱，杜仲二钱炒去丝，生地三钱，
神曲三钱，川芎一钱，二帖每午服。引用苎麻根五钱、
纹银一锭、老酒一盅，助诸药调和气血，顾护胎元，以
防半产之患。

银能安胎之记载，首见于宋代《子母秘录》。现代
著名中医耳鼻喉科专家耿鉴庭，积家传六世之经验，在
其所著《喉科正宗·咽喉方鉴》中，列治疗妊娠咽痛之
藿苏枳桔汤（广藿香 10 克，白苏梗 6 克，枳壳 9 克，桔
梗 6 克，橘皮 7 克，茯苓 10 克，陈萝卜缨 12 克，枇杷叶
10 克），在妊妇出现腰痛时，加银器 30 克左右入煎，不
仅能治愈咽喉肿痛，安胎效果也非常显著。

一般来讲，银是人体不需要的物质，银离子有局部
杀菌和收敛作用。在中药煎剂中为何加入纹银以保胎，
尚待探究。

（三）元明粉

元明粉在明代以前称为玄明粉，清代宫廷中为避康
熙皇帝玄烨之讳，乃将"玄"改作"元"。本品由朴硝、
芒硝同甘草煎过，鼎罐升煅而成。味辛苦咸而性寒，入
胃、大肠二经，功能泻热润燥，化痰软坚，做药引用量
2～6 克。在清宫医疗档案中，慈禧亦常用之，其用途
有四：

散满调荣。如嘉庆二阿哥二福晋原系肝脾不和，湿
滞受凉之证。服导滞调中等汤，风凉已解，气滞微开。

64

惟湿滞尚盛，腰腹凝结作痛，胸胁胀满，脉息弦滑。此由寒湿乘于荣分，御医用缓肝化滞汤（当归三钱酒炒，焦芍二钱，香附三钱炙，元胡二钱炒，厚朴二钱炒，枳实一钱五分炒，姜炭八分，祁艾一钱，酒军二钱，腹皮二钱，缩砂一钱五分炙，官桂八分），午服一帖调理。引用元明粉一钱冲服，取其辛咸入血，苦咸走肠，助汤剂开血气之滞而除满，软肠中坚凝以止痛。

导滞消胀。如道光孝慎成皇后，原系停饮受凉之证。服疏风化软之剂，表凉已解。惟里滞不清，饮热尚盛，胸膈满闷，胁肋胀满，脉息弦滑。御医议用清热导滞汤（酒芩二钱，竹茹三钱，酒军三钱，神曲三钱，陈皮一钱五分，厚朴二钱炒，谷芽四钱炒，赤苓三钱，枳实二钱炒，焦楂三钱，炒栀二钱），午晚二帖调理。引用元明粉一钱五分，助诸药入肠胃导里滞下行，除胁肋胀满。

化痰通便。如嘉庆三阿哥，原系停滞受凉瘟疹之证。用药调治，诸症俱好。惟咳嗽有痰，大便未行。御医议用宁嗽润燥汤（杏仁一钱五分，苏梗一钱五分，桑皮一钱五分，桔梗二钱，黄芩一钱五分，枳实一钱五分，油当归三钱，郁李仁一钱五分，火麻仁二钱，生地二钱，桃仁二钱，生甘草一钱）。引用元明粉二钱冲服，助诸药稀释痰涎，清利大肠。

润燥软坚。如道光四福晋，原系寒湿下注之证。用药调治，腿膝肿痛俱减。惟皮肤中隐隐刺痛，大便秘结。此由经络尚有湿饮，胃肠燥结不润所致。御医投除湿润燥汤（苍术一钱炒，羌活三钱，川牛膝三钱，白术三

65

钱土炒，全当归五钱，赤苓块五钱，腹皮三钱，酒军一钱)，午晚二帖调理。引用元明粉一钱冲，助诸药祛经络之痰饮，润肠胃之燥结。

现代研究表明，元明粉主要成分为硫酸钠，常夹杂种种物质如食盐、硫酸钙、硫酸镁等。内服后其硫酸根离子不易被肠粘膜吸收，存留肠内成为高渗溶液，使肠内水分增加，引起机械刺激，促进肠蠕动。盐类对肠粘膜也有化学刺激作用，但不损害肠粘膜。过浓溶液可将组织中的水分吸入肠管，服后 4～6 小时发生泻下作用，排出流体粪便。本品外敷，还可加快淋巴生成，有消肿止痛作用。但因元明粉味咸气寒，长于消瘀血而折火邪，故脾胃虚寒及孕妇勿服，以免招致不虞。

(四) 朱砂

朱砂又称丹砂，为天然的辰砂矿石。东汉时代成书的《神农本草经》认为"丹砂……久服通神明不老"，将它列于"上药"之首。魏晋六朝至隋唐，愚昧的帝王及士大夫等竞相服食，甚者炼制"伏火丹砂"内服，曾造成无数死伤和致残悲剧。到了清代，帝后汲取了前朝的教训，使用朱砂范围仅限制在疗疾方面，投药频度显著减少，于此可见医学之进步。

本品味甘性寒有毒，入心、肺、脾、肾四经，功能安神定惊、明目解毒。清宫医疗档案中，做药引的目的在于清心宁神定惊。如道光十二年十月二十五日，御医苏钰、侯焕章请得四阿哥脉纹微赤，系受惊外感之证。

以致有时潮热，精神稍倦，周身稍有红点。今议用疏解安神饮（牛蒡子一钱研，荆穗八分，防风八分，蝉衣八分净，茯神一钱，薄荷四分，焦曲一钱五分研，生草五分）调理。引用朱砂二分冲服、生姜一片，以助诸药镇心逐痰，祛邪降火，安神明，防惊痫。

朱砂的主要成分为硫化汞（HgS），理论上含汞86.2%，硫13.8%，但常夹杂其他物质，其中最常见者为雄黄、磷灰石、沥青质等。本品的药理作用，有人将它归入补益和抗菌消炎药物中。朱砂久服，可致慢性汞中毒，故有的学者反对应用，临床上似不宜提倡使用。

七、加 工 类

（一）酒

酒属饮料之一，由米、麦、黍、高粱等和曲酿造而成。其品种有烧酒、水酒等，清代宫廷所用之黄酒、老酒、豆淋酒大概为水酒一类。酒味甘苦或辛辣，性温热而有毒，功能通血脉、御寒气、行药势，做药引用量3～15克，或一匙至一盅。清宫医疗档案中，其用途有三：

通行药势。如嘉庆五阿哥，原系内有痰热，外受风凉，结成风瘟瘰疬之症。以致项下结核一枚，形如梅李，推之不动，按之不移，脉息细数，恐日久溃破成疮。御医拟用柴胡散坚汤（柴胡一钱生，升麻六分，当归一钱五分，黄芩一钱五分，牛蒡子一钱五分，川芎一钱，赤芍一钱，玉竹二钱，小生地一钱五分，半夏一钱制，橘红八分叶，甘草五分生），午服一帖调治。引加黄酒五钱，以领诸药至极高之分，杀其邪恶毒气。

抵御寒邪。如道光静嫔，系产后恶露未畅，外受微凉之证，以致头疼身热，口干胸满，腹胁胀痛，脉息浮数。御医议用荆芥四物汤（荆穗二钱，川芎一钱五分，泽兰叶二钱，丹皮一钱五分炒，条芩二钱酒洗，次生地二钱，益母草三钱，炒黑栀二钱，全当归五钱酒洗，赤芍一钱五分，木通一钱五分，楂炭五钱），午晚二帖调理。引用豆淋酒一酒盅兑服，以引导诸药行一身之表，抵御寒气，消邪却冷。

宣和血脉。如道光祥妃，系恶露停滞，兼受暑热之证。用药调治，诸症俱好。惟恶露未净，脉息弦滑。御医议用九味生化汤（当归五钱，川芎一钱五分，桃仁一钱五分，红花一钱五分，泽兰叶一钱五分，益母草一钱五分，炮姜三分，山楂炭三钱，甘草六分生），午服一帖调理。引用老酒一匙，以助宣和血脉，开郁结，逐恶露。

现代研究表明，水酒中含有乙醇、麦芽糖、葡萄糖、糊精、甘油，酸类如乙酸、氨基酸、琥珀酸，以及矿物质等。具有扩张皮肤血管、增加胃液分泌、产生热量、抑制中枢神经系统等作用。过量可致急慢性中毒，促成精神和器官上产生障碍。又因本品性热善行，味甘助湿，久饮可"腐肠烂胃，溃髓蒸筋，伤神损寿"，故阴虚、失血及湿热盛者忌服。

（二）饴糖

饴糖又名胶饴，北方人称之谓饧，为米、大麦、小麦、粟或玉蜀黍等粮食经发酵糖化制成的糖类食品。本品味甘性温无毒，归胃、脾、肺三经，功能缓中补虚、生津润燥，做药引用量每次三茶匙。清宫医疗档案中，其用途主要在于缓中止痛。如嘉庆华妃，系暑湿寒凝之证。服药以来，少腹牵引两胁疼痛及呕恶肢冷诸症渐减。惟气软肢瘘，脉息弦滑。湿饮未净，御医议用益气建中汤（当归三钱，焦白芍三钱，桂枝一钱五分，茯神三钱，白术二钱土炒，半夏二钱炙，橘皮二钱，甘草五分炙，抚芎一钱，桔梗一钱五分），午晚二帖调理。引用饴糖三茶匙，助诸药补气调中，缓急止痛。

现代研究证实，饴糖的主要成分是麦芽糖，它经水解为单糖之后，才能被人体吸收，其药理作用尚乏系统研究。由于本品味甘性粘，能致中满。故脾胃有湿热及中满吐逆者忌用。

69

（三）竹沥

竹沥又称竹油，为禾本科植物淡竹的茎用火烤灼而流出的液汁。本品味甘苦性寒无毒，入心、胃、肝、肺四经，功能清热滑痰、镇惊利窍，做药引用量每次 3～30 毫升。清宫医疗档案中，用竹沥主要治疗中风痰盛。如康熙四十九年五月二十七日，太医院右院判刘声芳、御医李德聪，奉旨看镶黄旗食阿思哈尼哈番俸硕色病，原系中风重大之证，神昏目闭，痰涎壅塞，左半身不遂，服御制白丸及酒，神气已明，痰壅已好。惟左半身不遂已交夏至，于二十五日晚又觉神气昏愦，痰壅气堵，汤水难咽。议用御制酒，兼祛风化痰汤（橘红一钱，半夏一钱制，茯苓一钱，南星五分制，僵蚕五分，石菖蒲八分，天麻一钱，防风一钱，当归八分，生甘草三分），竭力救治。引用竹沥五分、生姜三片，意在取竹沥性滑流利，助诸药走窍逐痰，益阴除热，再得生姜鼓动其势，可使痰热得清，经络气道通利，而诸恙自愈。

竹沥的现代研究报道尚少。因其性寒而滑，因此凡脾胃虚寒而致肠滑痰生，以及寒嗽，皆不宜使用。

八、其　他　类

（一）童便

童便一般指十岁以下健康儿童的小便，尤以乳儿小便为最佳。本品味咸性凉，归心、肺、肝、肾四经，功能滋阴降火、止血消瘀，做药引用量二茶匙至一杯。清宫医疗档案中，其用途有二：

止血消瘀。如道光静妃，原系妊娠四个月，湿热伤荣，半产之证。服芎归汤，恶露畅行，肚腹疼痛稍止。惟有时头晕恶心，气怯身软，脉息滑缓。此由血虚，湿热上冲所致。御医议用芎归养荣汤（归身八钱，川芎一钱五分，泽兰叶二钱，黑蒲黄二钱，酒条芩三钱，荆穗炭一钱），一帖调理。引用童便一小盅兑服，以助诸药祛瘀生新而止血。又如道光朝静嫔，系产后恶露不畅，外受风凉。昨服荆芩四物汤，表凉已解，恶露畅行，脉息弦缓。御医议用条芩四物汤（条芩三钱，全当归五钱酒洗，川芎一钱五分，泽兰叶二钱，丹皮二钱炒，益母草五钱，木通一钱五分，炒栀仁一钱五分，楂炭五钱，赤芍一钱五分，次生地五钱），一帖调理。引用童便一杯兑服，以助诸药消瘀血以排恶露，退虚热而固阴络。

　　明目散瘀。如道光大阿哥福晋，系伤血后，瘀滞稍有未净，元气虚弱，又兼寒饮素伤脾胃，肝木失荣。以致清气不能上升，二目神光色暗，视物不真，脉息沉涩，症势延缠。御医议用滋肝复明汤（全当归一两，车前子三钱绢包煎，川芎二钱，钗石斛三钱，益智仁三钱炒，怀牛膝三钱，石决明五钱，新会皮二钱，龟板八钱醋炙，茯神块四钱，青葙子二钱，沙苑蒺藜三钱）调理，午、晚二帖。引用童便二茶匙兑服，以助诸药散瘀血以致新，益肝阴而明目。

　　童便常受饮食及排尿时间的影响，复杂多变。主要含尿素、氯化钠、钾盐和磷酸盐；其次为硫酸、尿酸、肌酐、氨、马尿酸；还有少量钙、镁、尿兰母、酚、草酸，微量激素如雌激素、17-酮甾类、17-氧皮质甾酮等。药理研究尚乏报道，临床仅认为它对病毒感染和溃疡病出血有效。然本品之性寒凉，故脾胃虚塞、溏泄及阳虚无火食不消者，皆宜慎用。

　　（二）一捻金

　　一捻金，又名小儿一捻金。本方首见于明代龚信

《古今医鉴》卷十三，清代御纂《医宗金鉴》补入了剂量，曾在大内广泛使用，并经常用做药引。

一捻金的组成为：大黄、槟榔、黑牵牛子、白牵牛子、人参各等分，为细末，每服一字，蜜水调下。主治小儿风痰吐沫，气喘咳嗽，肚腹膨胀，不思饮食。起到祛积通便，逐水消痰，却邪扶正之作用。

在清宫医疗档案中，一捻金做药引的用量是0.7~5克。其用途有四：

逐痰通腑。如道光四阿哥，原系夹惊外感之证。用药调治，惊气外感已解。喉内有滞热生痰，以致痰鸣气促，唇干。御医议先服抱龙丸一粒，薄荷汤化服。仍用清热化滞汤（连翘五分，山楂一钱，瓜蒌一钱，羚羊角五分，焦曲一钱，苦桔梗一钱，姜连四分，麦芽一钱，浙贝一钱五分，竹茹一钱鲜，橘红一钱），一帖调理。引用一捻金二分，助诸药逐痰清热，通腑宽肠。

理气止痛。如道光四福晋，原系寒暑郁结，腹胁作痛之症。昨服清暑化饮汤，暑气渐清。惟饮滞过盛，胁肋尚觉胀痛，脉息弦滑。御医议用调中化饮汤（姜厚朴二钱，腹皮二钱，青皮三钱炒，元胡二钱炒，制香附三钱，赤苓块五钱，枳壳三钱炒，楂炭三钱），午服一帖调理。引用一捻金一钱五分冲服，助诸药行气调肝，消食止痛。

消积导滞。如慈禧皇太后，气道欠畅，胃有宿滞，眼目发眩，时作嘈杂，左关沉弦稍数，右关沉滑有力。御医拟调气化滞之法（溏瓜蒌三钱研，通草一钱，焦三仙各二钱，鸡内金二钱，广皮一钱）调理。引用一捻金一钱二分后煎，助诸药清肝经湿热，导胃间积滞。

扶正祛邪。如同治皇帝载淳，原系因病致弱，气不化饮之证。今忽然气道梗阻，有似厥闭之象，脉息弦饮而虚。病势危重，气虚。御医议用助气化饮汤（沙参五钱，麦冬五钱，伏龙肝五钱，枇杷叶二钱，白薇二钱，陈皮二钱，五味子四分，柏仁霜二钱），早服一帖调理。引用一捻金六分冲服，助诸药开闭豁痰，却邪匡正。

一捻金属于攻补兼施之剂，而偏于攻伐。故虚多滞少者，不宜服之。

（三）六一散

六一散由金元医学大家刘完素创制。方中滑石、甘草按 6：1 的比例配成，取"天一生水，地六承之"之义，故又名天水散、益元散。本剂为清代宫廷暑令常用的药引之一，主治感受暑湿，身热烦渴，小便不利或泄泻，具有祛暑利湿之效，用量每次 3～15 克。除六一散外，宫中亦用含朱砂的六一散，常书"辰砂益元散"，以示两方名称和成分之区别。

六一散在清宫医疗档案中的用途，可概括为三方面：

清暑散邪。如嘉庆二阿哥大侧福晋，系内停饮热，外感暑湿之症。以致头闷胸满，肢体倦软，脉息虚浮。御医议用香薷饮（香薷一钱五分，厚朴一钱五分

73

炒，黄连一钱，枳壳一钱五分炒，陈皮一钱五分，半夏一
钱五分炙，白术一钱五分土炒，扁豆二钱)，晚服一帖调
理。引用益元散一钱，助诸药滑利毛窍，以除在表和
在里之暑湿。

清利湿热。如嘉庆三阿哥，系停饮受热之证。用过
正气、二香等汤，胸满已好，腹痛渐减，脉息渐缓。惟
湿热不净，烦热口喝。御医议用除湿胃苓汤(苍术一
钱，陈皮二钱，厚朴二钱，赤苓三钱，泽泻二钱，木通二
钱，黄连八分，焦曲三钱，焦楂三钱，猪苓二钱，甘草五
分)，晚服一帖调理。引用六一散三钱，助诸药清中下
焦湿热，利六腑涩结。

清醒头目。如慈禧皇太后，胃气欠和，食后嘈杂，
头目不爽，脉息左寸关弦而近数，右关沉滑。御医拟轻
扬和胃之法调理(菊花一钱五分，银花一钱，竹茹一钱，
金石斛一钱，橘红八分，谷芽二钱炒)。引用益元散一钱
五分煎，助诸药荡除膀胱经湿热，则头目自清。

六一散为清利淡渗之品，性质偏凉，因此，凡内郁
寒湿、阴虚之体及大便干结者慎用。

清宫医方的单味药引与复味药引

清宫医方中所使用的药引，其药味多寡不一。虽一般多用单味药作药引，但也常见两味药作药引者，用三四味药者也非罕见，甚至有用五六味药者。其药引使用之广泛，特别是多味药引的应用，在古今方书、医案中是很少见的。现按药引使用药味的多少，分别介绍如下。

一、单味药引

单味药引的使用，在清代宫廷医案中很多见。其用药种类之广泛，为一显著特色。诸如解表、清热、泻下、祛风湿、芳香化湿、利水渗湿、温里、理气、消食、止血、活血祛瘀、化痰止咳平喘、安神、平肝熄风、开窍、补益、收涩等十余类中药均有入药引者。据部分医案的统计，竟有一百几十种中药用作单味药引。所涉及药味较多、使用频率较高者为解表、清热、消食、理气、利水、化湿、祛风湿、补益、化痰止咳及理血等类药物，这与宫中诊治病种有内在联系。

（一）解表类单味药引

清宫医方中用作单味药引的辛温解表药有：生姜、

桂枝、荆芥、羌活、白芷、葱、苍耳子等；用作单味药引的辛凉解表药有：薄荷、桑叶、菊花、柴胡、蔓荆子、葛根、蝉蜕、升麻等。其中以生姜、薄荷、桑叶、菊花等使用频率较高。

生姜，味辛，性微温；归肺、胃、脾及肝经。有发散、温中、温肺，止呕、止咳等功效。因其温散风寒、和中降逆，在传统医方中即为最常用的药引之一，在清宫医案中亦常用作药引。同治十三年十月底，同治皇帝患天花，御医诊治过程中于十一月十五日午刻为同治拟平胃饮方如下：

苍术二钱炒　老厚朴二钱炙　橘皮二钱　半夏三钱制
建曲四钱

引用生姜三片，水煎温服。

据次日医案记载："昨因食水感凉，服扶元清解化饮平胃等方，寒热呕堵俱减，痂渐脱落。"可见用散寒温胃止呕而且入脾、肺经的生姜作药引，是起一定作用的。

薄荷，入肝、肺二经，味辛，性凉，而善疏散风热，清利头目，又兼能疏肝解郁，常用于风热、肝郁等证。光绪八年四月初四日，慈禧太后"脉息右寸关滑稍数，左关微弦。表感风温渐解，肺气郁热未清，肝旺阴虚，脾元未壮，以致咳嗽头晕，鼻塞声重，耳鸣目热，顿嗽胸腹串疼，午后肌肤手心作热，肩痛背热未减"。御医薛福辰等五人议用清解理肺饮调理：

葛根一钱五分　前胡一钱五分　桔梗二钱　杏仁二钱研　浙贝二钱去心　酒芩一钱五分　元参三钱　枳壳一钱

76

炒　生地三钱　骨皮二钱　青蒿一钱五分　甘草八分

引用薄荷八分。

初五、初六日均照原方加减，初七日用清上理肺饮，初五、初七日均以薄荷七分为药引。初八日医案记载："脉息右寸关尚见滑数，余部渐平。肺经郁热渐见清解，头痛较轻……"可见已取得一定疗效。此处用清热解郁而又入肝、肺经的薄荷作药引治慈禧的肺经郁热，药引使用得十分恰当。

桑叶，入肺、肝经，味苦、甘，性寒，有疏风热、清肝热之效，治外感风热、肝经实热等证常用。在清宫医案中所见治此类病证医方亦常用桑叶作药引。光绪八年三月二十九日，慈禧太后"……咳嗽伤风，鼻塞声重，咯痰不爽，胸膈隐痛，周身骨节痠疼，肩臂筋强，背热较甚，由于肺经风邪未解，营卫不和所致"。御医薛福辰等四人所拟处方：

苏梗一钱　葛根一钱五分　玉竹三钱　元参一钱五分荆芥一钱五分　苦桔梗二钱　杏仁一钱五分研　橘红一钱川贝母一钱五分研　茯苓三钱　甘草七分

引桑叶八分。

两天后医案记载称"服药后外邪渐解"。但因里热未清，嗽痰不爽，胸膈引痛，背热臂痛，而以原方加减清解宣理肺气，仍用桑叶作药引。

菊花，亦入肝、肺二经，味辛、甘、苦，性微寒，有疏风热、清肝明目之效，常用治外感风热及肝经风热或肝火、肝风、肝阳所致头痛、眩晕、目赤肿痛等症。此类病证在清宫医方中亦常用菊花作药引。光绪三十四年五月二十四日，御医张仲元诊得隆裕皇后"脉息左寸关浮数，右寸关滑数。胃蓄湿热，感受暑邪，以致头晕口渴，恶寒发热，皮肤作痒，出有疙瘩，时觉恶心"。予以清解暑热之法调理：

　　藿香二钱　荆芥三钱　白芷二钱　大腹皮三钱　广皮二钱　连翘三钱　丹皮三钱　炒枳壳三钱　蝉蜕三钱　银花三钱　甘草一钱

　　引用菊花三钱。

　　此药为引，治疗暑热之邪外感所致之寒热、头晕、风疹作痒之症甚为相宜。次日医案中载："表邪渐解，头晕觉轻。"可见方药对证。

　　以下再举几例，说明其他解表类中药作药引的应用。

　　光绪某年十一月十一日，光绪皇帝"脉息左部沉弦，右寸关沉滑。有时眩晕，手足觉凉，脊背微疼，食后消化不快，步履无力"。御医张仲元拟柔肝调脾之法调理：

　　次生地三钱　生杭芍二钱　霜桑叶二钱　菊花二钱苍耳子二钱研　黑芝麻二钱研　炙香附二钱　钩藤三钱炒谷芽三钱　生粉草八分

　　引用羌活八分。

　　羌活，味辛、苦，性温，归膀胱、肾经。因而善治风寒湿邪所致头部、脊背、肢节疼痛，特别是太阳膀胱经循行部位之疼痛。以羌活为药引，对光绪脊背痛等症当有效验。

　　光绪三十四年九月十九日，隆裕皇后"脉息左关弦而稍数，右寸关沉滑。头疼见好，胁疼亦轻，惟食后稍闷，消化仍慢，有时咳嗽，身肢疲倦"。御医张仲元拟调肝和胃之法调理：

生杭芍三钱　中生地四钱　川芎二钱　甘菊三钱　炒神曲三钱　焦楂肉三钱　广皮三钱　酒芩二钱　青竹茹三钱　炒杏仁三钱研

引用蔓荆子一钱五分。

次日"胁疼已好，饮食见香"，可见已取效。蔓荆子归膀胱、肝、胃三经，味辛、苦，性平。从性味、归经来看，蔓荆子在调肝和胃之方中作药引，并治头疼、胁疼等症是很恰当的。

同治十三年初二日卯刻，患天花已过一月之同治皇帝病情危重，"……唇腮硬肿，牙龈黑糜，舌干口臭，大便黑粘，糟粕腥臭次数亦减。此由肠胃湿热攻冲，水亏火亢所致。"李德立、庄守和两御医处方益阴清毒汤加减：

元参四钱　金石斛四钱　白芍三钱酒炒　花粉三钱　茯苓四钱研　牡丹皮二钱　酒芩三钱　酒连一钱五分研　芜荑一钱五分　木通二钱　橘皮二钱　甘草一钱炙

引用葛根三钱，已初三刻进药。

此时之同治，阴液亏涸，胃火炽盛，用滋阴生液、清胃解毒之法治疗应属得当，所用葛根作药引，入脾、胃二经，辛凉解热而生津，甚为相宜。虽然当日酉刻医案称"毒火上亢渐轻，面颊肿势见消，牙龈糜臭稍减"，然病已入膏肓，非药物所能救，终于初五日酉刻元气败脱而崩逝。

79

（二）清热类单味药引

清宫医案中用作单味药引的清热中药不下三十余种，例如清热泻火之竹叶、芦根、栀子、淡竹叶、天花粉、知母、夏枯草、莲子心等；清热燥湿解毒之黄连、黄芩、黄柏等；清热凉血之生地黄、牡丹皮、玄参、藕等；清热解毒之金银花、连翘、甘草梢、橄榄等；清虚热之银柴胡、青蒿、地骨皮、胡黄连等；清暑热之荷叶、荷蒂、荷梗、西瓜翠衣等；还有苦丁茶、青茶、梨等。在这些清热药中，作药引使用频率较高的有竹叶、芦根、栀子、橄榄、荷叶、荷蒂、荷梗等。

竹叶，味甘、淡，性寒，归心、肺、胃经，长于清心火，除烦热，生津，利尿。宫中帝王、后妃、公主等常患心肝郁热或胃肠滞热之证，故御医处方常以竹叶为药引，以入心、胃、肺经，清火而除烦。光绪六年三月十一日，慈禧太后"脉息两手均弦，大而数，心脾脉尤空软。昨晚悲伤过甚，通宵未寐，以致中脘嘈杂，胸膈空虚，腰疼骶软，背串凉热，口多涎沫，诸症骤起，自系暴受惊恐，五志之动，五火交燃所致"。御医薛福辰等据此"议暂减滋补，先用加味六君子汤一贴调理"：

沙参三钱　茯神三钱　生白术二钱　陈皮五分　炙半夏二钱　丹参一钱五分酒炒　炒白芍一钱五分　炙甘草八分

引用竹叶十片

方中唯有药引竹叶能清心、肺、胃之火，而除烦、宁神、定惊，对于治疗暴受惊恐而动火不寐之证，有极重要的意义，不可省略或忽视。

光绪二十五年时，素体虚弱的光绪皇帝，体质每况愈下，病情复杂。十二月十五日脉案在记述了周身诸多病证之后，御医李德昌、姚宝生分析认为"总缘禀赋素弱，心脾久虚，肾水不足，虚火炎金，灼其津液，气血久亏，以致周身时觉不适。复因肝肺湿热熏蒸，头目偶若受风，右边白睛眼胞即见赤肿，坐久干涩眯糊，头仍觉晕，口唇起有小泡。法宜以甘温之剂培补阴阳。惟水亏火旺，不受补剂，是以用药掣肘。今议用养心扶脾，滋养肝阴培元固本之中，加以清热化饮之品"：

柏子仁二钱　茯苓三钱　干地黄三钱　杭芍二钱生炒薏米三钱　金石斛三钱　丹皮一钱五分　陈皮一钱五分霜桑叶二钱　甘菊花二钱　知母二钱盐炒　麦冬二钱

引用竹叶二钱。

在以滋补为主的方中，药引竹叶为佐，以清心胃虚火，也起重要作用。

芦根，味甘、性寒，入肺、胃二经，功能清热生津除烦，又有止呕、利尿之效，宫中亦常用为药引。据道光朝医案记载，全贵妃（即后来之孝全成皇后）孕育安固伦公主时，曾因妊娠热盛，火烁肺金，以致身热咽干，有时咳嗽。御医张永清、陈昌龄拟方清金代茶饮：

羌活一钱五分　防风一钱五分　苏梗一钱五分　生地三钱小　麦冬三钱去心　桔梗二钱　知母二钱　黄芩二钱甘草五分生

引用芦根三把。

全贵妃所患为火烁肺金之证，方中芦根恰入肺经，长于清泄肺热，生津润燥而止咳，用作药引，不仅引经报使，而且完全对证。

光绪三十一年二月初三日，慈禧太后时觉身肢冷热，上腭咽喉作痛，御医姚宝生诊其脉左关弦数，右寸关浮滑而数，认为证属"肝经有火，肺胃感有风热"，予以清解化饮法调理：

霜桑叶三钱　橘红一钱五分老树　苏梗叶各八分　苦梗二钱　牛蒡子三钱研　川贝二钱研　酒黄芩二钱　前胡一钱五分　炒炽壳二钱　甘菊三钱　藿梗八分　甘草一钱

引用鲜芦根二支切碎。

此处以芦根为药引，入肺、胃二经，而清散肺胃风热，治慈禧之寒热、咽痛当有效。果然次日医案称："风热渐解，咽痛见轻"。

栀子，味苦，性寒，归心、肝、肺、胃、三焦经，长于清泻上、中、下三焦之火，而凉血、除烦、利湿热。宫中常见之肝胆郁热、食滞蕴热、火扰心肺等证，用栀子皆为所宜，用作药引者亦有多处。光绪二十八年七月二十六日，慈禧太后头闷而晕，手心发热，自觉膈间不爽，有时急躁，身肢较倦，谷食不香。御医张仲元诊其脉左寸关弦数，右寸关滑数，辨证为"肝肺有热，气道不调，胃蓄饮滞，薰蒸上焦"，予以调气清热化滞之法调理：

川郁金三钱研　炒枳壳三钱　焦三仙九钱　橘红一钱五分老树　生杭芍三钱　羚羊角一钱五分　次生地四钱　甘菊三钱

引焦栀仁三钱。

慈禧之病证，按御医之分析，在肝、肺、胃及上焦，而以栀子为药引，其归经恰与慈禧之病位相吻合，可见药引使用之得当。

橄榄，在清宫医方中均称青果，味甘、涩、酸，入肺、胃二经，有清肺利咽、生津化痰等功效，常用治咽喉肿痛、咳嗽、烦渴等症，在清宫医方中为常用药引之一，而且常用鲜品作药引。光绪十四年十一月十三日，光绪皇帝头痛头晕，咽干疼痛，口粘而渴，身倦作烧。御医全顺、杨际和诊其脉左寸关浮弦而数，右寸关滑数，辨证为"肝肺有热，胃气不和，蓄有饮滞，外感风寒"，拟方清解利咽汤调理：

薄荷八分　荆穗二钱　防风一钱五分　牛蒡一钱五分炒　连翘二钱　元参三钱　花粉二钱　酒芩二钱　苦梗三钱　枳壳二钱炒　三仙各二钱焦　生草八分

引用鲜青果五个捣碎。

此处青果作药引，入肺、胃经，不仅有助于全方清肺和胃，而且其清热利咽生津功效对光绪的咽干疼、口粘渴之症亦有治疗作用。

后来，御医赵文魁为端康皇贵太妃（即原瑾妃）所拟治音哑方中也以鲜青果为引：

大元参六钱　寸冬四钱　赤芍三钱　花粉三钱　生知母三钱　蝉衣一钱　薄荷二钱　炒栀三钱　胖大海五个枯芩三钱　诃子三分　桔梗八分

引用鲜青果七个打。

从医案记载来看，其病为"肝肺结热，中气欠调，外受浮风"所致，先以化风清肝理肺之法调理，继照原

83

方加减（即上方），次日即"诸证轻减"，可见有效。

荷叶、荷蒂、荷梗，三者均为清宫医方中的常用药引，均出自原植物睡莲科植物莲，均属清解暑热之品，其性味、归经、功效大同小异。荷叶为莲的叶，味苦、涩，性平，入心、肝、脾经，功能解暑清热利湿，兼可升发清阳，散瘀止血；荷蒂，又称荷叶蒂、荷鼻、莲蒂，为莲叶的基部，味苦甘，性平，有清暑祛湿、止血安胎之效；荷梗，又名藕杆，为莲的叶柄或花柄，味微苦，性平，清热解暑，兼能通气行水。三者作药引时均常用鲜品。

光绪三十一年六月二十四日，御医张仲元、姚宝生为慈禧太后诊病，"脉息左关弦数，右寸关滑数。肝胃有火，湿热上蒸"。故以清热化湿之法调理：

酒黄连一钱二分研　霜桑叶三钱　焦茅术一钱五分土炒　酒芩炭一钱五分　云茯苓四钱　广皮一钱五分　炒扁豆四钱　泽泻一钱五分　淡竹叶一钱　焦槟榔三钱　藿梗八分　生草一钱

引用鲜荷叶一角。

荷叶作药引，入肝、脾经，与慈禧之病位相一致，而且与全方清热化湿之方义相吻合。

嘉庆元年十月，孝淑睿皇后患经行过多之证，从初四日用和肝归脾汤，初五日至初九日用归脾汤加减，均以荷叶梗为药引；十二日用养心归脾汤，以荷叶炭为药引。经十天调治，渐次取效。兹列出两日脉案如下。

十月初四日，御医商景霩等诊得"皇后脉息弦软。系外感解后，荣分适至，下血较多，胸腹胀满，肢体疲软"，认为系血虚湿盛所致，拟方和肝归脾汤：

制黄芪四钱　归身三钱　焦白芍二钱　枣仁二钱炒
茯神三钱　茯苓三钱　半夏一钱五分制　橘红一钱五分
丹参二钱　石斛二钱　艾叶一钱五分炒　阿胶一钱五分蛤
粉炒　续断三钱炒

引用荷叶梗五寸。

十月十二日，张自兴等御医诊得"皇后脉息渐缓。
原系肝虚荣分不调之症。连服归脾汤，诸症恶减。惟元
气未复，脾虚湿盛，荣分未净，腰膝痠软"。以养心归
脾汤调理：

茯神三钱　柏子仁一钱五分去油　当归三钱　白芍二
钱焦　川芎一钱　丹皮一钱五分　龟板三钱炒焦　竹茹二
钱　丹参二钱　赤苓三钱

引加荷叶炭三钱。

综观皇后病情，与肝、脾、心三脏密切相关，而作
药引之荷叶、荷梗恰可入该三经。再者，时处盛夏，又
有胸腹胀满、肢体痠软等湿困中焦、气机不利之证，荷
梗作药引，清暑化湿而通行气机，十分恰当。而荷叶炒
炭则增强止血之力。

光绪六年七月初七日，慈禧太后"脉息左手仍缓而
无力，右寸关浮弦微滑。乃外感轻邪，晚间腰热，足心
热，早起痰内带红三点"。御医薛福辰等拟方滋阴潜阳
中略参清表之剂调理：

沙参三钱　女贞子二钱　麦冬三钱去心　白芍一钱五
分　丹皮一钱五分酒炒　冬白术一钱蜜炒　浙贝一钱五分去
心　霜桑叶一钱二分　炙草六分　柴胡三分

引用鲜荷叶蒂三个。

方中荷蒂之作药引，既协助清散表邪，又有止血之效。次日以后的医案中未再见"痰内见红"的记录，表明痰血已停止。

黄柏、丹皮、金银花、青蒿：清宫医方中其他清热类药引的使用也颇具特色，兹举几例。

光绪某年三月十九日，光绪皇帝头眩耳鸣，有时觉堵；左足跟痛，有时串至足背。御医王祯福诊其脉左关弦数，右脉滑缓。辨证为肝肾虚热上行，脾土湿热下流，用养阴除湿之品一贴调理之：

大生地三钱　白菊花三钱　赤苓二钱　木瓜一钱　焦谷芽三钱　龙胆草二钱　防己二钱　鳖甲二钱

引用炒黄柏二钱。

头眩耳鸣、足跟痛皆为肾经病证，黄柏不仅入肾经，而且性味苦寒，长于清热坚阴燥湿，与辨证立法相一致。

光绪三十二年四月二十九日，慈禧太后由御医张仲元、姚宝生诊病，左关脉弦而近数，右寸关脉滑而稍数。辨证为营卫未和，阴分湿热未清。用清热宣郁之法调理：

细生地四钱　酒芩二钱　知母二钱酒炒　青蒿二钱地骨皮三钱　桑叶二钱　甘菊三钱　枇杷叶三钱炙　炒牛蒡三钱研　广皮一钱　旋覆花三钱包煎　甘草梢一钱

引用丹皮二钱。

牡丹皮入心、肝、肾三经，长于凉肝血、散郁热，用作药引与"清热散郁"之治疗法则相一致。

数日之后，即光绪三十二年闰四月初三、四日，慈禧太后感寒化热，头晕、口渴，经凉解清热之法治疗后症状见轻，初四、五两日，御医张仲元、姚宝生诊其脉左关弦而稍数，右寸关滑而近数，认为湿热渐清，惟肺胃蓄饮未净，叠以清热化饮之法调理，皆以鲜银花为药引。初四日处方如下：

枇杷叶三钱炙　知母二钱　霜桑叶三钱　甘菊二钱　酒黄芩一钱五分　猪苓一钱五分　地骨皮三钱　枳壳一钱炒　酒生地三钱　泽泻一钱五分　粉丹皮一钱五分　甘草八分

引用鲜银花三钱。

金银花入肺、胃、大肠经，甘寒清热，为药引用于治慈禧肺胃饮热证方中甚为贴切。

同治十三年十一月二十八日，已患天花近一月的同治皇帝，虽经多方救治，然病情危笃，日晡发热，寐虚恍惚，胸满嘈杂，肾俞处发浆汁出多。御医李德立、庄守和诊其脉弦数无力，诊为证属阴虚水亏生热，心肾不交，而用益阴化毒汤加退虚热之品调理：

沙参三钱　元参四钱　鳖甲四钱炙　地骨皮三钱　归身三钱　白芍三钱生　橘皮一钱五分　炙厚朴二钱　远志二钱　银花三钱　生草七分

引用青蒿二钱。

青蒿入肝、胆、肾三经，味苦、辛，性寒，长于退虚热而凉血。同治此时处于温热病后期，温热之邪入于阴分，用青蒿为引以清热凉血退虚热，较为适宜。

（三）泻下类单味药引

清宫医方中用作单味药引的泻下类中药并不少见，诸如攻下药大黄、芒硝、芦荟，润下药火麻仁，峻下逐水药牵牛子等均有作药引的记载，其中尤以大黄、芒硝较为多用。

大黄，又称将军、川军、绵纹军，盖因其气味重浊，直降下行，走而不守，有斩关夺门之力。味苦，性寒，归脾、胃、大肠、肝、心五经，长于泻下攻积，清热泻火，解毒，祛瘀。用之得当，诚如《神农本草经》所谓："下瘀血，血闭寒热，破癥瘕积聚、留饮宿食，荡涤肠胃，推陈致新，通利水谷，调中化食，安和五脏。"宫中御医往往有胆有识，善用大黄以治积滞、郁热、实火、瘀血等证，在药引中亦常用大黄。宫中用大黄作药引者，多为熟大黄或酒炒大黄，是为缓和其泻下之性，而以清热、解毒、活血为主要作用。

光绪十四年十一月十四日，光绪皇帝头痛咽痛，身肢懒倦作烧，口渴思凉，胸闷懒食，夜寐时睡时醒，大便未解。御医全顺、杨际和诊其脉左寸关弦数，右寸关滑数有力，认为营卫未和，滞热未行，湿饮仍盛，夹有时瘟，予以清解化湿饮调理：

薄荷八分　荆芥二钱　大青叶三钱　川郁金三钱研
苦梗三钱　花粉三钱　炒枳壳三钱　连翘二钱　酒芩三钱
射干二钱　元参四钱　生草八分

引用酒军八分。

当日未刻，光绪表热稍解，诸证较轻，谷食稍香，但仍头微作晕，咽干稍疼，唇燥起皮，口仍作渴，大便未行。为湿饮滞热尚盛，余瘟未清，仍用前方去郁金，加麦冬三钱，药引继用酒军八分。次日，表感已解，头晕咽痛见轻，用清热化滞饮调理，方中有酒军一钱。至十五日未刻，诸证俱好，大便已行。

此案，光绪外感时瘟，内有肠胃滞热湿饮，治以解表清里，收效颇佳。其中酒制大黄为引，入脾、胃、大肠等经，除积滞，清里热，为不可或缺之品。惟光绪多病之躯，本已虚弱，不堪攻泻，故用酒制之大黄，且用量只八分。可见用大黄作药引，需注重炮制及用量。

芒硝，味咸、苦，性寒，专入胃、大肠二经，长于泻热通便，软坚润燥。宫中常用作药引者为玄明粉（元明粉），系芒硝脱水而成之白色粉末，质地较纯净。道光三年六月二十二日，孝慎成皇后头闷身痠，呕恶胸满，胁腹胀痛，夜间不寐，大便未行。御医郝进喜诊其脉滑数，辨证为肝胃气滞，饮滞过盛，用当归润燥汤调理：

当归三钱油　郁李仁三钱研　火麻仁三钱研　酒军三钱　青皮二钱醋炒　厚朴二钱　赤苓三钱　槟榔二钱　枳实二钱炒　黄连二钱　香附三钱醋炙　滑石三钱

引用元明粉一钱五分。

本方行气化滞，通腑泄热，润燥滑肠，切合皇后病情，当晚原方再服一贴，则大便已行。以元明粉为引，入胃、大肠经，去滞热，软燥结，通腑气，起重要作用。

89

（四）祛风湿类单味药引

在祛风湿类中药中，宫廷中常用作单味药引的是桑枝和桑寄生、丝瓜络，其他诸如五加皮、海桐皮、防己、木瓜、青风藤、千年健等也有用作药引的记载。

桑枝，入肝经等部位，味苦，性平，长于祛风通络，兼利小便。宫中用作药引时，有时注明用鲜桑枝、嫩桑枝或酒炒。光绪八年正月初九日，慈禧太后肩臂手指痠沉强痛，谷食不香，多言则胸中气怯，大便带溏。御医薛福辰等诊其脉左寸缓弱，右关见滑，辨证为肝阴血气未充，夹有湿饮，以益气养阴汤加减调理：

人参一钱　於术二钱炒　茯神三钱研　炒白芍一钱五分　归身二钱土炒　干地黄三钱　杜仲二钱炒　制半夏二钱　醋柴六分　炒谷芽三钱　橘络一钱　炙草八分

引用桑枝三钱酒炒。

以后或以本方加减进退，或以益气和营汤、益气养营汤、调脾和胃饮、清燥和胃饮、益气健脾汤等加减治疗，多次用酒炒桑枝或鲜桑枝为引。此时用桑枝为引，缘其入肝经，肝主筋，慈禧之肩臂手指痠沉强痛、筋脉强痛、屈伸不利等症，总与肝经有关，为阴血不足、经络不畅之证。桑枝专去风湿拘挛，通经络，利关节，尤善走上肢。故慈禧此时病证以桑枝为药引是很适宜的。

桑寄生，味苦，性平，归肝、肾二经，有祛风湿、舒筋络、补肝肾、强筋骨、养血安胎等功效。光绪三十四年三月十七日，光绪皇帝两耳鸣响，右耳作堵，口舌起泡，饮食少运，大便或干或溏，足跟作痛，牵连踝骨。御医陈秉钧诊其脉右弦数，左细数，分析认为属阴虚生风，气虚生湿，风从上扰，湿随气陷，气与阴亏，则风与湿用事，证系半虚半实，实不能疏散，虚不能填纳。故以滋阴泄风调中化湿之法治疗：

北沙参二钱　云茯苓三钱　白蒺藜二钱去刺　金石斛三钱　焦米仁二钱　杭菊瓣一钱

引用桑寄生三钱。

这一年系光绪临终之年，其病势沉重，每况愈下，且病情复杂，从本案御医之分析亦可为佐证。至于耳鸣、足跟痛等症，实与肝、肾不足有关，故以桑寄生为药引，入肝、肾二经，以补益肝肾。

丝瓜络，味甘，性平，入肺、胃、肝经，能祛风通经活络，兼可化痰，解毒，利尿消肿，凉血止血。光绪七年八月二十五日，珍贵人（即深得光绪宠幸的珍妃）膈间堵闷，咳嗽时作时止，左腿膝筋脉串痛。御医冯盛化诊其脉左寸关沉弦，右寸关滑数，分析为肝经气道欠和，肺胃饮热未消，兼湿热下注，筋脉滞涩，用舒肝和脉化湿饮调理：

赤苓二钱　橘络一钱　枳壳二钱炒　茅术三钱　苦参一钱　秦艽二钱　续断三钱　牛膝一钱

引用丝瓜络一钱。

八月二十七日用清解舒筋化湿饮时，仍以丝瓜络二钱为引。珍贵人病在肝、肺、胃，证属气滞、湿热、经络不通，药引丝瓜络恰入肺、胃、肝三经，且有通经活络利湿之效，可见药引选用之妙。

91

（五）芳香化湿类单味药引

芳香化湿类中药虽药味不多，但由于其气味芳香，长于调畅气机，宣化湿浊，醒脾健胃，很受御医青睐，常被选用为单味药引，尤以砂仁为常用，藿香、佩兰亦较常用，其他如厚朴、白豆蔻、苍术、草豆蔻等亦有用作药引者。

砂仁，味辛，性温，入脾、胃经，能化湿行气，温中醒脾，又能安胎。在宫廷医方中，为药引常用药之一，这可能与宫中多食肥甘厚味，呆腻肠胃，脾失运化有关。光绪八年六月十一日，慈禧太后谷食不香，膳后倒饱，消化不快，有时头晕，神倦气怯，夜寐欠实，两肩强痛，背部觉热。御医薛福辰等诊其脉左部缓弱，右关带滑，认为属心气久亏，脾胃软弱，故给予益气保元汤：

人参一钱五分　炒於术二钱　茯神三钱　炒茅术一钱五分　归身二钱土炒　炒白芍一钱五分　丹参二钱　干地黄三钱　甘菊一钱五分　金毛狗脊二钱炒　片姜黄一钱五分　桑寄生三钱

引砂仁七分。

后不久，在用益气养荣汤加减时，又用砂仁为药引。从慈禧的病情来看，脾胃虚弱，食滞不消，故以入脾、胃经的砂仁为引，以取醒脾和胃之效。

藿香，味辛，性微温，归脾、胃、肺经，功能化湿浊，解暑湿，和中止呕。光绪某年十月十一日，光绪皇帝头晕作疼，呕吐酸水，口粘干渴，憎寒咳嗽。御医庄守和诊其脉左寸关浮弦，右寸关滑数，认为系胃经饮滞未化，表感风寒不净，以疏解平胃化湿饮调理：

苏叶子二钱　防风三钱　前胡三钱　川芎二钱　川厚朴二钱炙　陈皮一钱五分　茅术二钱炒　枳壳二钱炒　法半夏二钱　神曲三钱炒　姜连一钱研　甘草八分

引用藿梗二钱。

从光绪脉案来看，病在肺、胃，即风寒伤及肺卫，胃有饮滞湿浊，故疏解平胃化湿之法甚宜，而所选用药引藿香，入脾、胃、肺经，且能发表化浊，和胃止呕，亦很得当。

佩兰，味辛，性平，入脾、胃经，为化湿解暑之良药，宫中亦常为药引。光绪六年五月十六日，慈禧太后胸膈发堵，微有嘈杂，按之乃见松快，右腿盘屈则痛，颃颡仍有下坠，不耐烦劳，精神时倦。御医薛福辰等诊其脉浮取稍觉软滞，沉部神力尚好，给予保元益阴汤加减调理：

党参三钱　於术一钱五分土炒　茅术一钱五分炒　茯神三钱研　归身三钱土炒　白芍一钱五分炒　干地黄三钱续断二钱　砂仁八钱　藿香一钱　女贞子二钱　炙草八分

引用佩兰一钱。

慈禧本系气血不足，荣卫不和，此时胸膈发堵而又嘈杂，恐与湿浊中阻有关（前一日脉案有"天雨骤凉"之记载），故以入脾、胃经之佩兰为引，其祛湿化浊之效或与病情有益。

（六）利水渗湿类单味药引

宫廷医案中用作单味药引的利水渗湿类中药有薏苡

仁、灯心草、泽泻、车前子、赤茯苓、滑石、姜皮、木通等，而薏苡仁、灯心草的使用频率为高。

薏苡仁，味甘、淡，性平偏凉，入脾、胃、肺、肝、肾、大肠经，有利水渗湿、健脾、舒筋除痹等功效。宫中常用为药引，既有生用，也有炒用者。光绪八年六月初六日，慈禧太后肩臂不舒，背筋强痛，时有头晕，脚倦气怯，背热，便溏。御医薛福辰等诊其脉左部缓软，右关带滑象，辨证为心脾虚弱，雨后阴湿未化，经络营卫未和，而用理脾化湿汤调理：

人参一钱五分　炒於术二钱　茯神三钱　炒茅术一钱五分　陈皮一钱五分　甘菊二钱　金毛狗脊二钱炒　桑寄生三钱　炒白芍一钱五分　醋柴七分　归身二钱土炒　女贞子二钱

引用薏苡仁三钱。

薏苡仁渗湿而兼健脾，又能舒筋脉，缓挛急，适于治慈禧主要病证，而且引入脾、胃、肺经，亦符合慈禧之主要病位。

灯心，味甘、淡，性微寒，入心、肺、小肠经，有清热利水通淋、清水除烦等功效。慈禧、光绪脉案中多处用灯心为药引，多系心经、肺经有火或湿热之证，亦有用朱砂拌灯心作药引者，则宁心除烦之力增强。光绪某年三月二十七日，光绪皇帝耳鸣，足跟痛，腰痠腿软。御医王祯福诊其脉左弦数，右滑缓，认为系心肝火旺，肾水不足，脾湿下流所致，用清心生水利湿之法治疗：

姜连五分　防己一钱　元参二钱　黄柏一钱　赤苓一

钱五分　知母二钱　泽泻二钱　骨皮二钱

引用灯心三子。

此处以灯心为引，重在清心火，而兼利湿。

（七）温里类单味药引

附子：温里药中药很少被用作单味药引，但清宫医案中亦可见以附子、干姜作药引者。如光绪三十三年七月二十一日，光绪皇帝时见心悸，左脉弦郁，右脉濡滑，御医力钧认为系肝胃虚弱，不能生血所致，拟方行血益气之品以佐饮食补养生血之法：

当归三钱　元参一钱　杭芍一钱　川芎七分　人参七分

引用附子三分。

用附子为药引，可入心经，助阳气，通心脉，对光绪心悸之证或有助益。

（八）理气类单味药引

理气类单味药引在宫中亦属常用，诸如橘皮、化橘红、橘核、橘络、橘饼、枸橘叶、枳壳、香附、佛手、玫瑰花、木香、香橼、青皮、乌药、荔枝核、大腹皮等十余种均有应用，而以化橘红、橘皮、橘络、枳壳、香附等用之较多。

橘红

光绪三十三年九月二十一日，光绪皇帝早间寅刻眩晕觉甚，口渴耳鸣，左胁微疼，消化饮食尚慢，步履无力，前一日大便前腹痛。御医全顺诊其脉左部沉弦而

95

细，右寸关沉滑，认为属肝阳上越，胃气不和，用和肝清热化痰之法：

生杭芍四钱　元参三钱　菊花三钱　生桑皮三钱　西洋参一钱研　茯苓三钱　泽泻三钱　淡苁蓉三钱

引用化橘红一钱五分。

化橘红，味辛、苦，性温，有理气宽中、燥湿化痰之效，此处用于光绪肝胃不和之证作药引也是较适宜的。

陈皮

光绪三十三年九月十四日，光绪皇帝咳嗽频频，胁肋疼痛。御医殷文光诊其脉左关弦数，右关滑细，分析为脾阴土弱，运化失司，胃阳土壮生热，熏蒸肺俞，故用健脾平胃之法调理：

知母二钱　浙贝二钱研　桔梗三钱　桑叶三钱　杏仁二钱研　甘草一钱

引用广皮三钱。

此方与健脾平胃之旨似不甚合拍，但橘皮作药引尚属恰当。橘皮，味辛、苦，性温，入脾、肺二经，长于理气运脾，调中快膈，燥湿化痰。作药引入脾、肺经，不仅可健脾助运而治本，尚能行气、化痰，而可治胁痛、咳嗽之标。

枳壳

光绪二十九年五月十八日，慈禧太后胸膈不爽，有时口干，经络串凉，谷食欠香，身肢觉倦。御医张仲元诊其脉左关见弦，右寸沉滑，认为属肝胃欠和，脾元消化尚慢所致，用调和肝胃之法调理：

生杭芍三钱　金石斛三钱　竹茹三钱　霜桑叶三钱
焦麦芽三钱　焦神曲三钱　木香八分研　生甘草一钱

引用炒枳壳一钱。

枳壳，味苦，性微寒，归肺、肝、脾经，有行气宽中、化痰、消食之功效。在此方中作药引，可入肝、脾、肺经，其和胃健脾，畅达胸膈，起着比较重要的作用。

香附

光绪某年三月十九日，光绪皇帝头晕，耳不聪，足痛。御医马之骧诊其脉两关浮弦，辨证为饮伏于肝，阻隔清阳不行，湿气下注，而拟舒肝健脾利湿汤调理：

白芥子二钱研　柴胡二钱　杭芍二钱五分　汉防己三钱　云苓三钱　甘草一钱五分

引用香附二钱炙。

香附，味辛、微苦、微甘，性平，入肝、三焦经，长于疏肝理气止痛，兼可调经。在本方中作药引，重在引入肝经，调肝理脾。

（九）消食类单味药引

宫中帝王后妃们过着"朱门酒肉臭"的腐化生活，饮食多为山珍海味或厚味油腻之品，每易滞腻脾胃，食积中焦，医案中常见脘腹胀满，食滞不化，纳谷不香及大便失调等症，消食类单味药引也是许多医方中常用之品。其中较多用者为神曲、谷芽、山楂等，鸡内金、麦芽、莱菔子、建曲等也有应用。

97

神曲

光绪二十九年五月十七日，慈禧太后胸膈不畅，口中味苦，腹中微疼，身肢觉倦，谷食不香，大便欠调。御医张仲元诊其脉左关沉弦，右寸关沉滑有力，分析为肝胃气道未调，蓄滞未清，脾元消化尚慢，予调中平胃化滞之法调理：

党参二钱　云苓三钱　炒杭芍三钱　陈皮二钱　厚朴二钱炙　木香八分研　焦麦芽三钱　甘草一钱

引用焦神曲一钱。

从慈禧脉证分析，病在脾胃和肝，证属脾虚、气滞、食积，故治以健脾行气消食化滞之法，而以神曲为引，入脾、胃经，又增强消宿食积滞、和中健脾之效。

谷芽

光绪某年七月十二日，珍贵人（即珍妃）原患之外感表证经治疗已解，头疼身痛俱减轻，胸闷觉宽，惟谷食少有欠香。御医王继曾等诊其脉左关弦缓，右寸关滑缓，而予开郁和中饮调理：

於术一钱　陈皮二钱　竹茹二钱　山药三钱　蒌仁二钱研　桔梗二钱　香附二钱炙　壳砂七分研　茯苓三钱　甘草七分

引用谷芽三钱炒。

珍妃虽为光绪宠妃，然其悲惨命运是世人皆知的。慈禧的淫威，宫中的矛盾，内忧外患，使她时时处于忧劳思虑、怨愁郁怒之中。医案中症状虽不多，但御医能结合患者心态、环境，而以肝郁脾虚论治，以健脾疏肝为大法，是很有见地的。谷芽，味甘，性平，归脾、胃

98

经，功能消食和中，健脾开胃，炒香用之尤佳，此方中作药引甚宜。次日脉案云："诸症俱好。"

山楂

光绪某年三月十九日，光绪皇帝偏右侧头痛，时作呕吐，口粘而渴，微觉恶风。御医张仲元诊其脉左寸关浮弦而数，右寸关沉滑，分析为风凉渐解，湿热未清，胃蓄饮滞尚盛，用清解化饮汤调理：

防风二钱　白芷二钱　川芎一钱五分　蔓荆子三钱炒研　陈皮二钱　厚朴二钱炙　猪苓三钱　建泽泻三钱　花粉三钱　竹茹二钱　姜连一钱研　炒枳壳二钱

引用焦楂三钱。

山楂，味酸、甘，性微温，入脾、胃、肝经，长于消食化积，助脾健胃，又能活血散瘀。本方中作药引，入中焦脾胃，并助消食化滞，和中止呕。次日，表邪已解，易方和胃化饮汤，仍以焦楂为引。二十一日脉案称："精神清爽，眠食如常。"

（十）止血类单味药引

清宫医案中以止血类中药作单味药引者有灶心土、艾叶、藕节等，一般在出血性疾病的医方中用之，而以灶心土应用较多。

灶心土，又称伏龙肝，乃烧柴草的土灶灶内底部中心的焦黄土块，宫中医方中有称黄土。味辛，性微温，入脾、胃经，有收涩之性，能温中止血，降逆止呕，温脾止泻。光绪六年七月二十七日，慈禧大便带血已数日，便后之血未止，夜寐不安，经脉不调。御医薛福辰

99

等诊其脉两寸无力，两关较为弦大，两尺细弱，辨证为脾受木乘，藏统失司，气不摄阴，络血旁流，血海空虚，宜调养心脾，兼疏木郁，用养心归脾汤：

党参三钱　冬白术一钱五分藕汁炒　伏苓三钱研　归身二钱土炒　白芍一钱五分炒　制香附一钱研　地榆炭二钱　醋柴一钱　丹皮二钱　炙草八分

引用灶心土三钱。

方中以灶心土为引，在于引入脾、胃经，温中收涩而止便血。次日即"便红未见"，继以养心归脾汤加减调理，改用龙眼肉为引，以补血养心。

（十一）活血化瘀类单味药引

清宫医方中用活血化瘀类中药作单味药引者不甚多，曾用者有川芎、牛膝、没药、乳香、延胡索、莞蔚子、鸡血藤及鸡血藤膏等。

鸡血藤

光绪三十四年九月初四日，腰胯疼痛已半年的光绪皇帝，腰痛更甚，夜间尤重，行动艰难，麻冷时作，冷解复热，夜寐不酣，梦遗少许。御医张彭年诊其脉右寸微浮，两关皆弦，尺部细弱而数，拟太阳少阴表里双和法，佐以通经活络之品：

黄芪皮二钱防风水炒　川续断一钱五分细辛水炒　川牛膝一钱五分酒洗　羌活四分酒洗　川芎四分酒洗　杭白芍二钱桂枝水炒　桑寄生一钱五分　左秦艽一钱五分　全当归三钱

引用鸡血藤三钱。

此案距光绪病逝仅四十余日，病势已相当沉重，久治不应，御医只得"权为调理"。药引用鸡血藤者，在于引入肝经，行血舒筋活络，而兼补血，与光绪之腰痛沉疴似应有益。

（十二）化痰止咳平喘类单味药引

宫中医方用作单味药引的化痰止咳平喘药有：桔梗、竹茹、旋覆花、瓜蒌、杏仁、半夏曲、前胡、金沸草、款冬花、枇杷叶等，其中以桔梗、竹茹等较常用。此类药引多用于外感、内伤所致痰嗽之证。

桔梗

光绪八年三月底，慈禧患外感，至四月初九日，仍鼻塞涕稠，有时干呛，午后头脑发闷较甚，夜间咽干，寝寐不实，肩臂筋脉仍痛，背热如旧。御医薛福辰等诊其脉右寸关稍大微滑，左关亦稍大，认为属余热不净，津液不生，以清解理肺饮加减调理：

甘菊花二钱　桑白皮一钱蜜炙　元参三钱　茯苓三钱次生地三钱　丹皮一钱五分　麦冬一钱　橘红一钱　苍耳子三钱　金沸草三钱绢包　白前一钱五分　生草八分

引苦桔梗二钱。

桔梗，入肺经，味苦、辛，性平，长于开宣肺气，利胸膈咽喉，又有祛痰排脓之效。本方中为药引，入肺经，以助宣肺气、利咽喉。次日"病势渐轻"。

竹茹

光绪某年八月二十八日，珍贵人（即珍妃）头目眩晕，身肢作烧，胸堵咳嗽，谷食欠香，腿膝仍痛，步履甚软。御医冯盛化诊其脉左寸关浮数，右寸关滑数，认为系外感风凉未解，湿热不清，用清热解表化湿饮调理：

荆芥二钱　防风二钱　薄荷一钱　苏叶一钱　炒栀一钱　酒芩二钱　秦艽二钱　茅术二钱　赤苓三钱　泽泻三钱　木瓜二钱　生草一钱

引用竹茹二钱。

竹茹，入肺、胃、胆经，味甘，性微寒，有清化热痰、清胃止呕、清热除烦等功效。珍妃之病状，乃外感化热，肺有痰热，则脉滑数，咳嗽胸堵，身肢作烧，故于清解化饮方中以竹茹为引，入肺经，清肺热，化痰浊。再调治数日后，"脉息和缓，诸症俱好"。

（十三）安神类单味药引

清宫医方中用作单味药引的安神类中药有朱砂、合欢花、合欢枝等。相对而言，此类药引应用较少。

朱砂

同治十三年十一月初七日酉刻，患天花已八日的同治皇帝，咳嗽，少寐，咽痛，堵胀。御医李德立等以其肺胃毒火不清，阴液干燥，拟清肺安神饮调理：

麦冬三钱　沙参二钱　茯神三钱研　款冬花三钱　杏仁三钱研　前胡一钱五分　枣仁三钱炒研　枇杷叶三钱炙　元参四钱　川贝母三钱研　生草八分

引用朱砂面三分冲。

朱砂，味甘，性寒有毒，入心及肺、脾、肾经，能镇心安神，清热解毒。本方中作药引，入心经，清心

102

火，安心神，兼可解毒，于病情适宜。

（十四）平肝熄风类单味药引

平肝熄风类中药如羚羊角、牡蛎、珍珠、钩藤、白蒺藜、地龙等，在清宫医案中均有作单味药引的记载。一般用于有肝阳上亢、肝风内动之征的病例。其中部分医案中连续多次用羚羊角为药引。仅从某年四至十月的半年之中，御医赵文魁、张仲元等为端康皇贵妃（即瑾妃）所开处方中，以单味羚羊角面为药引者竟有十八则之多。其中一则脉案如下。

羚羊角粉

七月初七日，张仲元、赵文魁请得端康皇贵妃脉息左关弦数，右寸关滑而近数。肝阳未静，筋脉欠和。以致项间抽疼，心中颇觉不适，胸闷胁胀，谷食欠香。今议用清肝和脉醒脾之法调理。

龙胆草三钱 赤芍三钱 条黄芩三钱 生栀三钱 瓜蒌根六钱 连翘三钱 南薄荷二钱 木香一钱五分 青皮子三钱研 酒军一钱五分 炒枳壳三钱 焦三仙各三钱

引羚羊角面六分先煎。

羚羊角，味咸，性寒，归肝、心二经，长于平肝熄风，凉肝明目，清热解毒。本方中作药引，入肝、心经，平肝潜阳，凉肝熄风止痉，对改善肝阳、肝风症状有益。

（十五）补益类单味药引

各类补益中药，在清宫医案中均有用作单味药引

103

者，如补气药之大枣、甘草、扁豆、扁豆衣、黄芪、西洋参、蜂蜜等；补阳药之沙苑子、狗脊、续断、胡桃肉、蛤蚧等；补血药之龙眼肉、白芍等；补阴药之麦冬、石斛、女贞子、鳖甲等；还有具有补益作用的薏仁、猪腰子等。其中麦冬、龙眼肉等较为常用。

麦冬

同治十三年十月二十日辰刻，同治皇帝患天花已二十日，虽痘痂渐落，发热咳嗽减轻，但腰疼重软，漫肿流汗，腿痛筋挛，头项、肱膊、膝上发出痘痂肿痛，烦急少寐。御医李德立等诊其脉滑缓无力，认为属余毒湿盛，毒陷经络流聚，气血两亏，拟托里化毒汤调理：

生芪三钱　党参三钱　白术二钱炒　茯苓三钱研　当归三钱　熟地四钱砂仁拌　赤芍二钱酒炒　远志二钱　连翘三钱　银花三钱　白芷二钱　甘草节一钱

引用麦冬三钱。

麦冬，味甘、微苦，性微寒，归肺、心、胃经，能润肺养阴，益胃生津，清心除烦。在此双补气血、解毒化瘀方中，以入肺、心、胃经之麦冬为引，滋养三脏之阴，而清虚热，宁心神，是对全方的一个重要补充，对患温热病后期邪陷营血者是较适当的。

龙眼肉

光绪六年七月二十九日，便血多日刚刚治愈的慈禧太后，仍卧寐不实，头目不清，有时作晕，颐颊作干。御医薛福辰诊其脉息较为有神，左关中候尚觉弦大，认为证属脾肾久亏，水不养肝，肝阳易动，扰犯心肺头目，宜调养心脾，滋水潜肝，用养心归脾汤加减：

党参三钱　冬白术一钱五分藕汁炒　归身二钱　白芍
一钱五分炒　茯神二钱　炙草七分　生黄芪二钱　合欢皮
一钱五分　女贞子三钱酒炒　黑豆衣二钱　牡蛎四钱煅
佩兰叶五分

引用龙眼肉五枚。

龙眼肉为药引者，以其味甘，性温，入心、脾二
经，长于补心脾，益气血，安神志，与调养心脾之主旨
十分吻合。故而以后数日中，处方用药虽有加减，而以
龙眼肉为引未变。

红枣

咸丰某年闰七月二十日，懿嫔（即以后之慈禧）在
患"心气偶伤，肝郁停饮之症"经调治而症势渐减后，
觉身肢软倦，神虚气怯。御医李德立诊其脉息虚缓，认
为属正气未充，肝胃不和，用和中益气饮调理：

沙参三钱　白术一钱五分土炒　茯神四钱　川芎一钱
当归三钱　白芍三钱酒炒　陈皮三钱　甘草八分

引用红枣肉三枚。

大枣，味甘，性温，入心、脾、胃经，有补中益
气、养血安神等功效，在本方中为引，更有助于增强培
补中土之效。

沙苑蒺藜

光绪二十五年，光绪皇帝沉疴在身，体质每况愈
下。九月初一日的脉案中有如下详细记述：

皇上脉息左寸关弦软而数，右寸关滑软近数，两尺
细弱，沉取尤甚。面色青黄而滞。左鼻孔内有时燥痛，
觉有气味，或见涕有黑丝。头觉眩晕，坐久则疼。面上

105

时或起有小疡，左边颊颐发木，耳后项筋痠疼。腭间偏左粟泡呛破，漱口时或带血丝，咽喉觉搅，左边时或起泡，右边微疼，咽物似觉不利，味仍发咸。舌苔中灰边黄。左牙疼痛，唇焦起皮，唇上颏下小疡已消。口渴思饮，喉痒呛咳，气不舒畅。心烦而悸，不耐事扰，时作太息。目中白睛又起红丝，视物眯矇，左眼尤甚，眼泡色青，时觉发胀。耳内觉聋，时作烘声。身肢愈觉见软，气短懒言，饮食减少。心虚血燥，见有发落。胸中发堵，不时打嗝，有生食味，嗳气嘈杂。呼吸言语丹田气觉不足，腹中窄狭，少腹时觉气厥，中州气怯，下部觉空，推揉按摩稍觉舒畅。两肩坠痛。心烦躁汗，夜寐不实，耳觉作响，梦魇惊怖，醒后筋惕肉瞤，肢体觉僵，难以转侧。梦闻金声偶或滑精，坐立稍久则腰膝痠疼。劳累稍多则心神迷惑，心中无因自觉发笑，有时言语自不知觉。进膳不香，食谷不化。肺燥气虚，时或偏右头疼。腹中发胀，牵引少腹抽痛。时常滑精，因而精神欠佳。肢体倦怠，夜间发热。动坐气喘，步履无力。手足发胀，两手愈形觉重甚，或执笔觉不得力。若加劳累腰痠腿疼愈甚，腿筋作抽。下部潮湿寒凉，大便糟粕时或燥结。小水频数有时艰涩不利。

对此复杂症情，御医庄守和等认为，总缘禀赋素弱，心脾久虚，肾水不足，虚火炎金，湿热熏蒸，灼其津液，气血久亏，以致周身时觉不适。治疗大法为养心扶脾润肺生津滋益肝肾，加以培元固本之品：

云茯苓三钱　焦枣仁二钱　杭白芍二钱　怀山药三钱
干地黄三钱　甘菊一钱五分　霜桑叶二钱　朱麦冬二钱

炒薏米三钱　莲蕊二钱　金石斛三钱　甘草一钱

引用沙苑蒺藜三钱。

光绪曾服此方（略有加减）至十一日。方中以沙苑子为药引，专入肝、肾二经，且该药味甘，性温，长于补肾固精，养肝明目，很适合于光绪之病情。同时，本方偏于滋润养阴，用温补固涩的沙苑子为药引，可调和全方，防止过偏。

（十六）收涩类单味药引

收涩类中药用作单味药引者较少，计有乌梅、五味子、分心木、芡实、莲子等几种。

乌梅炭

嘉庆元年十月初二日，孝淑睿皇后受微凉之症，用香苏和解饮后表凉已解，次日，荣分适至，胸腹胀满，下血较多，身肢倦软。御医商景霭等诊其脉息滑数，用和肝调荣汤调理：

归身二钱　焦白芍二钱　条芩炭一钱五分　生地炭二钱　白术一钱五分土炒　茯苓二钱　丹皮一钱五分炒　泽泻一钱五分　侧柏炭一钱五分　陈皮一钱五分　甘草五分生

引乌梅炭四个。

用乌梅炭为药引者，在于入肝、脾（及肺、大肠）经，又有酸涩收敛之性，可止血，而有助于治崩漏下血之证。

（十七）其他单味药引

清代宫廷医方中所涉及的其他单味药引尚有赤金、

金器、陈绍酒、童便、荷叶内露水等等，可见清宫药引用药之广泛。

荷叶内露水

光绪三十四年七月初三日，即光绪皇帝病逝前三个多月，病情日趋沉重的光绪早已卧床不起，腰胯痠痛，右更重，牵掣腰腿俱痠疼，耳响，嗌酸，便溏，四肢倦，多思饮而咳。御医施焕诊其脉两尺无力，左关弦滞，右关弦滑，左寸细，右寸弱。认为皆由思虑伤神，心、脾、肾气皆不足，阴津不固、肺金不肃及肝郁所致。拟药治与血肉有情之品调摄并用，处方：

桑寄生三钱　桑螵蛸四钱　石莲肉三钱　合欢皮四钱萱草二钱　西洋参一钱细　熟地炭二钱用砂仁末以酒炒炭，略存性　炒郁金子五分

清晨取仰荷叶内露水，煎药为引。

此药引奇特而罕见。荷叶入心、脾、肝经，有升阳作用，清晨又为阳气升发之时，此时取荷叶内露水作引入药，可升心脾清阳之气。御医或想以此为痼疾中的皇帝带来生机。

二、两味药引

清代宫廷医案中两味药引的应用也相当多见。不仅涉及中药种类和具体药物相当多，而且两药之间的配伍更有十分丰富的内容。这种两味药引，在某种意义上具有"对药"（又称"药对"、"姊妹药"）的特点，例如两药之间的协调配合，或相辅相成，或相反相成。两味药

108

引又不完全同于一般意义上的对药，因为它们毕竟是起"引经报使"作用的药引，是为全方的综合功效服务的。因此，对两味药引进行分类也是不容易的。据对部分清代宫廷医方的统计整理，计有两味药引二百余对。下面按其中一味药（或两味药）的主要功效，大体归纳分类列出。其中较常用的两味药引，举例介绍原脉案。

（一）解表类两味药引

桂枝、滑石

桂枝、郁金

生姜汁、薄荷

生姜、菊花

生姜汁、蔓荆子

生姜、芦根

生姜、柴胡

光绪六年十二月初六日，慈禧太后向来脊背发热，每在膳后交申酉时较甚，今日早晨即热，头眩足软，喉津酸咸甘苦之味，昨晚饮食无多，良由荣分正行，似有微感所致。御医薛福辰等诊其脉右关带滑，左关弦。用益气养荣汤佐以调中化饮之品调理：

沙参三钱　生於术二钱　制香附二钱　当归二钱酒炒　炙鳖甲三钱　法夏二钱　炙草八分　茯苓三钱　炒白芍一钱五分　橘红一钱　焦谷芽三钱

引用醋柴六分、生姜三片。

此两味药引分别归心包络、肝、三焦、胆及肺、脾经，辛凉与辛温相伍，可发挥疏解清热、调中化饮之效。

生姜、荷叶

生姜、荷梗

生姜、银柴胡

光绪六年二月二十四日，慈禧太后昨上半夜心中懊恼，有欲吐之象，下半夜得寐，今早大便一次，先干后溏，晨间咳痰六七口，痰出稍利，日间偶咳，觉痰不易出，气短胸口微痛，天气寒暖不和，肺虚易受，身肢仍软，腹肋仍有串热下气。御医薛福辰等诊其脉息仍软，认为由中气不实，脾阳不壮所致，处方如下：

党参五钱　黄芪四钱　於术三钱　茯神三钱　补骨脂三钱炒　茸片一钱五分　杜仲三钱炒　炙草八分　桔梗一钱五分　冬花二钱　归身一钱五分土炒　半夏二钱

引用银柴胡五分、姜二片。

此两味药引分别归肝、胃及肺、脾经，甘、微寒与辛、微温之品相伍，既清虚热，又温化痰饮，止呕、止咳。

生姜、青果

生姜、五加皮

生姜、藿香

鲜生姜、佩兰叶

生姜、灯心

乾隆四十二年□月二十八日，惇妃心悸头眩，胸满烦热。御医罗衡诊其脉息沉弦，认为系肝胃不和，气滞饮热所致，用理气化饮汤调理：

香附三钱炒　苏梗一钱五分　陈皮一钱五分　茯苓四

钱　半夏一钱五分制　枳壳一钱五分炒　白术一钱五分炒
桂枝一钱炙　炒栀一钱五分　黄连一钱　竹茹一钱五分
甘草五分

引生姜三片、灯心五十寸。

此两味药引分别归肺、脾及心、肺、小肠经，辛、
微温与甘、淡、微寒之品相伍，既可调中化饮，又能清
心而除烦热。

生姜、木香

生姜、枸橘叶

生姜汁、砂仁

生姜、艾叶

生姜、灶心土

生姜、桔梗

生姜、竹沥

生姜、龙眼肉

111

光绪六年七月二十一日，慈禧太后微感已解，痰中
血丝渐少，掌心腰间有时作热，气怯身软。御医薛福辰
等诊其脉左右手均匀静而虚，认为属气血未复元，心脾
不足所致，用益气养荣汤加味调理：

人参八分　生黄芪二钱五分　冬白术一钱五分炒　归
身一钱五分土炒　醋柴胡五分　补骨脂一钱五分炒　柏子
仁一钱研去油　茯苓二钱　麦冬一钱五分　益智仁一钱五
分　炙草七分

引用桂圆肉七枚、生姜三片。

此两味药引分别归心、脾及肺、脾经，甘、温与
辛、微温之品相伍，长于温补心脾气血，甚切本方之

主旨。

生姜、胡核肉

生姜、甘草

生姜、红枣

光绪六年二月十五日，慈禧太后经前数日调治后，脉息渐有神力，眠食均稍好，惟食后药后数刻时，食水即觉下沉，中脘微觉嘈辣，喉间仍有五味。御医薛福辰等认为此乃中气不足，消化不能调匀，用益气建中汤调理：

党参五钱　鹿茸片一钱五分炙　米炒黄芪四钱　於术二钱土炒　肉桂六分去皮　炒白芍二钱　茯神三钱研　杜仲二钱盐水炒　山萸肉二钱炙　补骨脂三钱炒　熟地二钱砂仁一钱拌炒　炙草八分

引用生姜三片、红枣五枚。

生姜、大枣为一般中医常用之药引。两者分别归肺、脾及脾、胃经，辛、微温与甘、温相伍，长于温补脾胃，益气养血，作为本方中之药引十分恰当。

生姜、石莲子

姜皮、荷蒂

姜皮、五加皮

姜皮、红枣

姜皮、鲜生地

煨姜、柴胡

煨姜、灯心

煨姜、荷蒂

煨姜、银柴胡

煨姜、红枣

光绪八年六月十二日，慈禧太后夜寐欠实，丑刻大便一次带溏，腹中微痛，肩臂强痛，昼轻夜甚，谷食消化尚慢，有时头晕，遇有劳累则神倦气怯，背热如昨。御医薛福辰等诊其脉左部缓弱，右关微弦，以其心气久亏，脾胃软弱，用益气保元汤加减调理：

人参一钱五分　炒於术二钱　茯神三钱　制半夏三钱　归身二钱土炒　炒白芍一钱五分　枸杞子三钱　甘菊一钱五分　金毛狗脊二钱炒　橘络一钱　桑寄生二钱　砂仁七分

引煨姜三片、红枣三枚。

此两味药引，辛、温与甘、温相伍，专入脾、胃经，和中、益气、养血，对温补中焦甚为相宜。

煨姜、黑胶枣

煨姜、乌梅

葱管、地龙

葱头、薤白

薄荷、藁本

薄荷、鲜芦根

光绪二十九年二月初八日，慈禧太后头晕目眩，胸肋气道不畅，有时串隐作痛，偶或疲倦。御医庄守和诊其脉右寸沉滑，左寸关弦数，认为肺气仍滞，肝脾湿热熏蒸所致，用舒肝清肺和脾饮调理：

郁金三钱研　青皮二钱炒　炙香附三钱　黄连一钱研　甘菊二钱　桑叶三钱　竹茹三钱　生草八分

引用鲜芦根一枝切碎、薄荷六分。

113

此两味药引，分别归肺、胃与肝、肺经，甘、寒与辛、凉相伍，既能清肺热，利头目，又舒解肝郁，在全方中起较重要作用。

薄荷、淡竹叶

薄荷、牡丹皮

薄荷、荷叶

薄荷、梨皮

薄荷、独活

薄荷、半夏曲

薄荷、金石斛

薄荷梗、佩兰叶

桑叶、陈皮

桑叶、桑枝

光绪三十四年八月二十六日，光绪皇帝腰胯疫痛，左右互换，轻重不定。俯腰更甚，牵及少腹、腿脊各处，遍身拘板，鼻流清涕，干咳恶风，昼间时冷，夜来觉热，耳响觉甚，夜寐不安。御医张彭年诊其脉寸浮尺弱，左关弦中带数，右关不调。认为病由脾肾其本，风湿其标，新感又为标中之标，用微辛淡渗法调理：

苏梗一钱带叶 黄芪皮一钱五分防风水炒 苦杏仁一钱五分去皮尖 云茯苓三钱 生苡米三钱 左秦艽一钱五分 威灵仙一钱五分 豨莶草一钱五分 川牛膝一钱五分

引用桑枝五寸、桑叶一钱五分。

此两味药引出自同一树上，分别归肝经及肺、肝经，苦、平与苦、甘、寒相伍，能祛风清热通络，利关节，清头目，对协助治标有一定意义。

鲜桑叶、羚羊角粉

嫩桑梗、十大功劳叶

桑梗、砂仁

桑梗、红枣

桑梗、莲肉

桑梗、丝瓜络

菊花、蔓荆子

菊花、芦根

菊花、荷梗

菊花、荷蒂

菊花、竹茹

蔓荆子、射干

蔓荆子、大黄

115

　　光绪某年九月二十四日，原患外感的光绪皇帝，表邪不解，未得正汗，头仍作痛，身肢懒倦，恶寒烧热，嗜卧痠痲，胸膈满闷，懊侬烦急，时作恶心，呕吐涎沫，口中无味，干燥而渴，大便未行，小水赤少。御医李德昌诊其脉左寸浮弦而滑，右寸关滑大而数，证属表邪不解，肺胃饮滞郁热尚盛，用和解调中化滞汤调理：

　　羌活三钱　薄荷一钱五分　川芎二钱　藿梗二钱　橘皮三钱　壳砂一钱研　厚朴二钱炙　茅术二钱炒　炒栀三钱　菌陈三钱　甘菊三钱　三仙九钱焦

　　引用蔓荆子三钱生、川锦纹一钱五分。

　　此两味药引，分别入膀胱、肝、胃和脾、胃、大肠、肝、心经，辛、苦、平与苦、寒相伍。外可疏散风热，清利头目，内可泄热通滞，荡涤肠胃饮滞郁热，为

解表清里之配伍，用于本方作药引甚妙。次日脉案载
"表邪寒疫稍解而不净"，"大便已行而不畅"，表明取得
一定疗效，又照原方加减，而药引改用蔓荆子三钱、槟
榔三钱，盖大便已行，不宜再用大黄；槟榔入胃、大肠
经，长于行气导滞，用之较宜；表邪不净，头仍作痛，
故蔓荆子继用之。

蔓荆子、槟榔

蔓荆子、建曲

葛根、薏苡仁

柴胡、升麻

柴胡、青果

柴胡、砂仁

光绪六年三月二十日，慈禧太后昨晚膳较多，即觉
胸腹嘈满串胀，背热亦甚，夜不得寐，早晨头疼项疼，
咳痰数口，咽溢酸咸诸味，身肢软倦。御医薛福辰等诊
其脉右关弦涩，左寸关缓软，余部平平。证属脾元欠
壮，心气久虚，加以思虑忧郁所致。仍以养心固本汤加
减调理：

党参三钱　黄芪三钱　於术三钱土炒　茯神三钱辰砂
拌　炙半夏三钱　杜仲三钱炒　鸡内金一钱焙　归身二钱
土炒　白芍一钱五分炒　谷芽三钱炒　柏子仁一钱五分研去
油　炙鳖甲三钱

引用醋柴六分、砂仁八分研。

此两味药引，分别归心包络、肝、三焦、胆及脾、
胃经，辛、苦、微寒与辛、温相伍，既能和解退热、解
郁，又可温中醒脾、行气消谷，辅佐于以养心固本为主

旨的方中，更全面地照顾到较复杂的病情。在此前后一段时间，曾多次以柴胡、砂仁为药引。

柴胡、枸橘叶

光绪六年四月十八日，慈禧太后寝寐前半夜未熟，早晨脊热较甚，旋觉串凉，颔颊津液下渗酸苦之味为多，嗽痰中有一口微带血丝，足胕微浮，饮食仍好，膳后腹胀串热，而消化略快，眼目久视仍涩，大便未行。御医薛福辰等诊其脉两手至数见匀，左寸稍软。用清金养血汤调理：

沙参三钱　於术三钱土炒　茯神三钱研　归身三钱土炒　干地黄四钱　白芍一钱五分　细石斛三钱　杜仲三钱炒　女贞子三钱　半夏二钱炙　桔梗一钱五分　生草八分

引用醋柴六分、枸橘叶五片。

此两味药引，味皆辛，而性一微寒，一温。两药伍用为引，在此方中可发挥和解寒热、疏肝解郁之效。此种药引配伍，对临床有借鉴价值。

柴胡、鸡内金

柴胡、红枣

柴胡、龙眼肉

柴胡、沙苑子

升麻、银柴胡

（二）清热类两味药引

生石膏、龙胆草

生石膏、橘红

知母、枇杷叶

知母、当归

知母、麦冬

知母、竹叶

芦根、竹叶

芦根、竹叶卷心

芦根、橄榄（青果）

光绪二十九年二月二十五日，慈禧太后头晕微疼，恶寒发热，咳嗽时作，顿引咽嗌干疼，身肢瘦软。御医张仲元诊其脉左寸关浮弦而数，右寸关滑数。证属胃肠蓄热，感受风凉。用清解风热之法调理：

炒牛蒡三钱　薄荷八分　荆芥三钱　桑叶三钱　炒枳壳三钱　菊花三钱　酒芩二钱　苦梗三钱　金银花三钱　羚羊角一钱半　元参四钱　甘草一钱

引用鲜青果七个研、芦根二枝切碎。

118

此两味药引俱入肺、胃二经，性味分别为甘、涩、酸、平和甘、寒，均能清泄肺热，生津止渴，橄榄又有利咽化痰之效，用于慈禧风热咽疼之证甚为适宜。此前后数次用此药引，有时芦根也用鲜品。

芦根、荷叶

芦根、灯心

芦根、竹茹

光绪二十六年正月十五日，御医庄守和等为光绪皇帝诊病，脉息左寸关浮弦而数，右寸关滑软近数，两尺细弱，沉取尤甚。医案中记述光绪周身种种病痛不适（略）之后，分析认为："诸症总缘禀赋素弱，心脾久虚，肾水不足，虚火炎金，灼其津液，气血欠亏，以致周身时觉不适。复夹胃蓄湿饮，外感风瘟，以致头疼身痛，呕吐水饮，咳嗽恶风。"暂用解表清瘟平胃化饮之法调理：

荆芥二钱　防风三钱　白芷二钱　川芎二钱　霜桑叶二钱　甘菊花二钱　条芩二钱　金石斛三钱　炒薏米三钱　陈皮一钱五分　焦三仙六钱　茯苓三钱

引用鲜芦根一枝切碎、竹茹二钱。

此两味药引，均可入肺、胃经，性味俱属甘、寒、相伍共奏清肺化痰、除烦止呕之效，用于风热外感，肺热咳嗽，胃热呕吐之证甚宜。然应注意，本方纯属暂用治标解表之法。

芦根、金石斛

天花粉、紫菀

天花粉、羚羊角

竹叶、大黄

竹叶、灯心

某年闰五月初六日，端康皇贵妃（即原瑾妃）头疼肢倦，胸膈满闷。御医赵文魁诊其脉左寸关弦数，右寸关浮滑。认为属肝热留饮，偶感暑邪所致，用清暑调肝化饮之法调理：

粉葛根二钱　薄荷二钱　白芷二钱　新会三钱　青皮子三钱研　姜朴三钱　姜连一钱五分研　瓜蒌六钱　炒枳壳三钱　酒军一钱五分　木通二钱　泽泻三钱

引用灯心、竹叶水煎药。

此两味药引，性味均为甘、淡、寒，均可入心、肺经（又分别可入小肠经及胃经），相伍而用，共奏清心

119

除烦、清热利水通淋之效。在本方中作药引，有助于清利暑热。宫中后妃等常因情志刺激，五志化火，扰及心神，而心烦，躁扰不宁，御医常给予灯心、竹叶代茶饮调理，有的长期服用，用于作药引者也较多见。

竹叶、橘红

竹叶、焦楂

竹叶、羚羊角

竹叶、灶心土

竹叶卷心、荷叶

竹叶卷心、灯心

竹叶卷心、莲子

淡竹叶、谷芽

栀子、蔻仁

栀子、青皮

栀子、姜朴

黄芩、防己

黄芩、炒稻芽

黄芩、山楂炭

黄芩、竹茹

龙胆草、地骨皮

龙胆草、焦楂

龙胆草、羚羊角

莲子心、橘皮

莲子心、谷芽

牡丹皮、香薷

牡丹皮、橄榄（青果）

玄参、灶心土

藕、红枣

荸荠、海蜇

光绪三十四年十月，光绪皇帝临终前的几天内，两次以荸荠、海蜇为药引，下面为其一则。十月十八日（光绪病逝前三天），咳嗽无痰，动则气逆作喘；胸膈堵截，知饥不能食；大便燥结难解，小溲浑短；卧则咳作，口有热气，舌有水滑苔；腿软而痠，寒热麻痹；耳鸣头昏种种见症。御医杜钟骏诊其脉左部寸尺濡数，右三部沉数带滑，按之无力。认为证属金水两亏，肺金失降，肝木过升，痰浊横亘胸中，上盛下虚。值此光绪垂危之际，御医深感"有虚不能补，实不能攻之难"，只得暂拟微苦以降肺逆，咸寒以化虚痰：

海浮石三钱　苦杏仁三钱　冬瓜子五钱　海蛤粉三钱绢包　淡黄芩三钱　炒苡仁五钱　飞滑石三钱　薄荷叶三分　真云苓五钱带皮

引用淡海蜇一两、极淡水漂大荸荠四枚打碎。另用大荸荠六枚打碎，淡海蜇一两煎汤代茶，频频饮之。

此两味药引，组方名雪羹，出自《绛雪园古方选注》。荸荠甘、寒，入肺、胃经，能清热凉血，化痰消积；海蜇咸、平，入肺、大肠等经，有清热、化痰、消积、润肠之效。两者均为润滑寒凉之品，伍用尤能清热化痰，润肠消积，适用于痰热胶结难咯，咳嗽气急，大便燥结之症。由此可见，御医以此二味为药引，入肺、

121

大肠经，针对光绪咳嗽无痰、气逆而喘、大便燥结等症，而且平淡饮食之品，无虑毒副作用，考虑不为不周。无奈此时之光绪已濒于阳散阴涸气脱，纵使神医仙丹亦无回天之力。

荸荠汁、萝卜汁

荸荠、灯心草

荸荠汁、胡桃肉

荸荠汁、蛤蚧尾

以上四组药引，除荸荠、灯心外，均曾用于光绪临终前数日内。

金银花、地龙

金银花、龙眼肉

忍冬藤、桑寄生

青果、胖大海

青果、大黄

青果、藿梗

青果、灯心草

青果、佛手柑

青果、谷芽

青果、竹茹

青果、羚羊角

青果、生牡蛎

橄榄核、藕节

银柴胡、砂仁

光绪六年三月初四日，慈禧太后饮食虽香，而消化迟慢，每申酉之时嘈杂懒倦，背热较甚，骸膝痠软，晚间足跗微觉浮肿。御医薛福辰等诊其脉右关稍弦，余部至数欠匀。证属神力尚软，气血资生仍缓。用保元健脾汤调理：

党参五钱　米炒黄芪四钱　炒於术三钱　鹿茸一钱五分炙研　补骨脂三钱炒　煨姜三片　土炒归身二钱　川续断二钱炒　制半夏二钱　茯苓三钱研　杜仲三钱炒　炙草八分

引用银柴胡七分、砂仁八分研。

此两味药引，分别入肝、胃经和脾、胃经，甘、微寒与辛、温相伍，既清退虚热，又温中和胃。慈禧自二月二十八日至三月初四日所用方药，均以此两味药为引。

银柴胡、红枣

银柴胡、沙苑子

银柴胡、莲须

枸杞根、佩兰叶

地骨皮、腹皮子

十大功劳叶、荷梗

十大功劳叶、胡桃肉

荷叶、大黄

荷叶、桑枝

荷叶、厚朴花

荷叶、灯心草

荷叶、薏苡仁

荷叶、炒谷芽

光绪三十四年七月初七日，光绪皇帝心中懊恼，嗌酸运迟，便溏色白，腰胯痠疼倍重，耳鸣头眩，体倦不支。御医张彭年诊其脉右寸略虚，尺部细软，关中弦滑不静。证属脾肾两亏，精气不足，暑热伤中，湿更伤脾，拟运中法参以调和时令之品：

广藿香一钱　炒白术一钱五分　云茯苓神各二钱　炒建曲一钱五分　炒苡米三钱　陈皮八分　大腹皮一钱五分扁豆皮二钱　生甘草四分

引用荷叶一角，炒谷芽三钱。

此两味药引，分别入心、肝、脾与脾、胃经，苦、涩、平与甘、平相伍，既清暑热，升清阳，又健脾开胃，和中消食，为祛暑邪、扶中土两相兼顾之药引。

荷叶、竹茹

荷叶、红枣

荷叶、扁豆衣

荷叶、莲子

荷叶、分心木

荷叶、丝瓜络

荷蒂、灯心草

荷蒂、黄精

荷花瓣、丝瓜络

荷梗、佩兰叶

荷梗、佛手

荷梗、香附

荷梗、沉香

荷梗、炒谷芽

荷梗、竹茹

道光三年六月二十五日，孝慎成皇后原患肝胃湿滞，受暑之证，用药调治，诸症渐减，惟胸膈满闷，夜间少寐。御医苏钰等诊其脉息弦滑，用和中化滞汤调理：

苏梗二钱 半夏二钱炙 厚朴二钱炒 赤苓三钱 瓜蒌三钱 枳壳二钱炒 神曲三钱炒 麦芽三钱炒 山楂三钱炒 醋青皮一钱五分 香附三钱醋炒 缩砂壳一钱五分 酒连八分

引用荷梗一尺、竹茹三钱。

此两味药引，性味分别为微苦、平和甘、微寒。两者相伍，既清解暑热，行气畅胸，又清化痰湿，除烦宁神，用为该症之药引比较恰当。

荷梗、朱砂

荷梗、当归

西瓜翠衣、腹皮子

（三）泻下类两味药引

这类药引除了前面已列出的大黄、蔓荆子，大黄、竹叶，大黄、橄榄，大黄、荷叶等之外，尚有以下几组。这类药引的使用频率均不高，仅举一例医案介绍。

大黄、元明粉

光绪某年九月二十二日，光绪皇帝眩晕时轻时重，口渴耳鸣，左胁微疼，步履无力。御医张仲元等诊其脉左部沉弦而细，右寸关沉滑。认为证属阳气郁遏，腑气不通，拟宣郁化痰之法调理：

生杭芍三钱　生桑皮三钱　元参三钱　菊花三钱　炒枳实二钱　瓜蒌仁三钱研　厚朴二钱炙　甘草七分

引用元明粉一钱、后煎酒军一钱五分。

此两味药引，均属攻下之药，俱可入胃、大肠经。大黄苦、寒泻下，清热攻积；元明粉咸、苦、寒软坚润燥通便，共奏泻热通腑、软坚攻积之效。此两药与方中枳实、厚朴合而为大承气汤，与方中甘草则合而为调胃承气汤。可见此两味药引乃针对大便燥结、腑气不通而用。只是光绪禀赋素虚，如此攻伐，未必妥当。

大黄、郁李仁

酒军炭、竹茹

元明粉、橘红

郁李仁、瓜蒌

郁李仁、羚羊角

火麻仁、焦山楂

（四）祛风湿类两味药引

这类药引已在前面列出的有：桑枝、桑叶，桑枝、荷叶，桑寄生、忍冬藤，五加皮、生姜，五加皮、姜皮，独活、薄荷，防己、黄芩等。另外还有以下十余组，其使用频率均不高，仅举一则脉案为例介绍。

桑枝、松节

光绪三十四年九月初八日，光绪皇帝病逝前的一个

126

多月，诸恙如旧，惟腰胯痠痛发木，日甚一日，俯腰则痛更加剧，牵引两腿亦痛，服药迄无寸效。御医张彭年诊其脉寸部软弱，两尺沉细而涩，两关弦而无力。内服处方如下：

全当归二钱　川续断一钱五分　川芎五分　川牛膝一钱五分　香附一钱五分盐水炒　秦艽一钱五分　泽兰叶一钱五分　威灵仙五分　乌药五分

引用松节五分、嫩桑枝五寸。

此两味药引，俱入肝经，性味一苦、温，一苦、平，相伍有祛风通络、利关节、止痹痛之效。本方中用为药引，当是针对光绪腰胯腿痛木之症。

桑枝、炒谷芽

桑枝、鸡血藤膏

桑枝、桑椹

桑枝、龙眼肉

桑枝、丝瓜络

桑寄生、橘络

桑寄生、炒谷芽

桑寄生、鸡血藤

桑寄生、煅牡蛎

桑寄生、石莲肉

五加皮、红枣

秦艽、青风藤

秦艽、萆薢

松节、藕节

木瓜、羚羊角

127

（五）芳香化湿类两味药引

这类药引已在前面列出的有：佩兰叶、生姜，佩兰叶、薄荷梗，佩兰叶、枸杞根，蔻仁、栀子，砂仁、生姜汁，砂仁、桑梗，砂仁、柴胡，砂仁、银柴胡，藿香、生姜，藿梗、橄榄，姜朴、炒栀仁，厚朴花、荷叶等。另外还有以下几组，其使用频率均不高，仅举一则脉案为例介绍。

砂仁、茯神

光绪某年八月初四日，珍贵人（即珍妃）脉息左关沉弦，右寸关缓滑。肺气渐舒，膀疼轻减。惟腿膝筋脉缓软，步履无力，不耐劳动，有时作疼，谷食渐香而不多，夜寐虚空，胸膈微闷。御医白文寿给予调中化饮汤，佐以舒筋拈痛之法：

炒枳壳二钱　厚朴二钱炙　半夏曲三钱　陈皮二钱川郁金二钱研　木瓜三钱　净没药一钱研　全归三钱　青风藤三钱　生地四钱次　焦枣仁三钱　远志二钱肉

引用壳砂八分研、朱茯神三钱。

此两味药引，分别入脾、胃和心、脾、肾经，辛、温与甘、淡、平相伍，既能温中化湿醒脾，又可健脾宁心安神，有助于协助全方对珍贵人病后调理。

砂仁、酸枣仁

砂仁、枇杷叶

佩兰叶、佩兰梗

佩兰、红枣

白蔻壳、艾叶

（六）利水渗湿类两味药引

这类药引已在前面列出的有：茯神、砂仁；薏苡仁、葛根；薏苡仁、荷叶；灯心草、生姜；灯心草、煨姜；灯心草、芦根；灯心草、竹叶；灯心草、竹叶卷心；灯心草、荸荠；灯心草、橄榄；灯心草、荷叶；灯心草、荷蒂；滑石、桂枝；萆薢、秦艽等。另外还有以下十几组，其中多数使用频率不高。

茯苓、续断

猪苓、竹茹

猪苓、灶心土

泽泻、炒稻芽

泽泻、灶心土

薏苡仁、炒谷芽

薏苡仁、牛膝

薏苡仁、红枣

光绪三十四年六月二十三日，光绪皇帝腰胯痠痛较重，睡起加剧，昨日便三次，溏薄。兼见嗳酸，耳鸣头眩，肢软气虚。御医张彭年诊其脉软弱，尺中尤甚，两关微弦而滑，数象似退。治以运中为急，拟健脾立法：

野於术二钱　炒白芍二钱　砂仁壳七分　法半夏二钱厚朴花一钱　扁豆皮二钱　橘皮一钱　云茯苓三钱　炙甘草三分

引用红枣二枚、炒苡仁二钱。

此两味药引，均可入脾、胃经，味甘，薏苡仁淡
而微寒，大枣性温，两者相伍为药引，既健脾益气养
血而扶正，又渗湿止泻，舒筋止痛，与光绪之病情
相合。

薏苡仁、芡实

地肤子、茺蔚子

灯心草、炒谷芽

灯心草、夜交藤

灯心草、莲子

（七）温里类两味药引

这类两味药引在部分清宫医案中所见不多，只有以
下几则，使用频率均不高。

肉桂、红枣

肉桂、麦冬

小茴香、橘饼

（八）理气类两味药引

这类药引已在前面列出的有：橘皮、桑叶；橘皮、
莲子心；橘红、生石膏；橘红、竹叶；橘红、元明粉；
橘络、桑寄生；橘饼、小茴香；枸橘叶、生姜；枸橘
叶、柴胡；青皮、栀子；佛手、荷梗；佛手柑、橄榄；
香附、荷梗；沉香、荷梗；木香、生姜；薤白、葱头；
槟榔、蔓荆子；腹皮子、地骨皮；腹皮子、西瓜翠衣
等。另外还有以下二十余组，其中使用频率较高者举脉
案为例介绍。

橘皮、炒谷芽

橘皮、枇杷叶

橘皮、红枣

橘红、橘络

橘红、竹茹

橘红、焦山楂

橘络、炒谷芽

橘络、红枣

橘白、炒谷芽

橘白、石斛

新会皮、水炙甘草

新会皮、丝瓜络

新会白、延胡索

青皮、沉香

青皮、羚羊角

佛手、玫瑰花

枸橘叶、桔梗

枸橘叶、红枣

枸橘叶、龙眼肉

光绪六年十一月十八日，慈禧太后前一日大便下行三次，口渴身倦，颜颡仍有酸咸之味，脊背发热。御医薛福辰等诊其脉两寸细软，右关尚弱。治以益气调脾饮：

党参三钱　炒於术三钱　生黄芪二钱　茯神三钱　归身一钱五分土炒　炒白芍一钱五分　益智仁一钱五分炒陈皮一钱　法夏一钱五分　炒谷芽三钱　炙甘草八分

引用桂圆肉七枚、枸橘叶七片。

此两味药引，分别入心、脾和肝、胃经，性味甘、温与辛、温相伍，共奏疏肝行滞，补益心脾气血之效。所用枸橘叶者，取其在补剂中能行，于静中有动之意。

枸橘叶、玉竹

香附、金石斛

香附、灶心土

沉香、焦神曲

（九）消食类两味药引

这类药引已在前面列出的有：谷芽、淡竹叶，谷芽、莲子心，谷芽、橄榄，炒谷芽、荷叶，炒谷芽、荷梗，炒谷芽、桑枝，炒谷芽、桑寄生，炒谷芽、薏苡仁，炒谷芽、灯心草，炒谷芽、橘皮，炒谷芽、橘络，炒谷芽、橘白，炒稻芽、黄芩，炒稻芽、泽泻，焦山楂、竹叶，焦山楂、龙胆草，焦山楂、火麻仁，山楂炭、黄芩，焦神曲、沉香，建曲、蔓荆子，鸡内金、柴胡，焦山楂、橘红等。另外还有以下几组。

神曲、麦芽

光绪三十四年六月二十三日，光绪皇帝仍脾虚不运，食物阻滞，午刻至半夜便溏三次，腰胯疲痛，身体倦软，耳鸣头晕。御医吕用宾诊其脉左部弦数仍未大减，右关欠调。拟香砂六君子增减，佐以温固下焦：

西砂仁四分　　上党参二钱米炒　　怀山药三钱炒　　云茯苓三钱　　橘皮八分　　炙甘草五分　　益智仁一钱五分盐水炒潼蒺藜二钱　　覆盆子二钱

引用炒神曲一钱五分、炒麦芽三钱。

此两味药引，均可入脾、胃经，共奏消食健胃和中之效，在六君子汤加减方中，不仅增强其健脾和胃作用，更可使补而不滞。

焦谷芽、竹茹

炒谷芽、夜交藤

谷芽、红枣

炒谷芽、续断

炒谷芽、黑料豆皮

炒谷芽、莲子

炒谷芽、丝瓜络

（十）止血类两味药引

这类药引已在前面列出的有：艾叶、生姜；艾叶、白蔻壳；灶心土、生姜；灶心土、竹叶；灶心土、玄参；灶心土、猪苓；灶心土、泽泻；灶心土、香附；藕节、橄榄核；藕节、松节等。另外还有以下几组。

艾叶、胡桃肉

灶心土、竹茹

灶心土、枇杷叶

灶心土、远志

灶心土、瓜蒌仁

灶心土、乌梅

（十一）活血化瘀类两味药引

这类药引已在前面列出的有：牛膝、薏苡仁，郁金、桂枝，鸡血藤膏、桑枝，鸡血藤膏、桑寄生，茺蔚子、地肤子，延胡索、新会白等。另外还有以下几组。

乳香、没药

光绪某年八月初八日，珍贵人（即珍妃）胸闷稍好，膀疼亦轻，惟左腿今夜疼痛较甚，筋脉抽疯，心悸懊恼，时作恶心，谷食不香，夜寐不实。御医白文寿诊其脉左关沉弦，右寸关滑而近数，沉取有力。由肝肺气道郁结，胃肠湿滞尚盛，筋脉未能舒润所致。用清热调气止痛汤加活脉荣筋拈痛之法：

全当归三钱　次生地四钱　抚芎二钱　木瓜三钱　川牛膝三钱　焦栀仁三钱　赤苓三钱　茅术二钱炒　广木香一钱五分研　青风藤三钱　秦艽三钱　防己二钱

引用净乳香、没药二钱。

此两味药引，俱入心、肝、脾三经，皆有活血止痛消肿之效，乳香又长于活血行滞伸筋，没药偏于散血化瘀，为临床常用之对药配伍，入此方为引乃起活脉伸筋、化瘀拈痛之效。

牛膝、狗脊

怀牛膝、羚羊角

川牛膝、丝瓜络

（十二）化痰止咳平喘类两味药引

这类药引已在前面列出的有：竹茹、菊花；竹茹、芦根；竹茹、黄芩；竹茹、橄榄；竹茹、荷叶；竹茹、酒军炭；竹茹、猪苓；竹茹、橘红；竹茹、焦谷芽；竹茹、伏龙肝；枇杷叶、知母；枇杷叶、砂仁；枇杷叶、橘皮；枇杷叶、灶心土；桔梗、生姜；桔梗、枸橘叶；竹沥、生姜汁；半夏曲、薄荷；白芥子、知母；紫菀、天花粉；萝卜汁、荸荠汁；胖大海、橄榄；瓜蒌、郁李仁；瓜蒌仁、灶心土等。另外尚有以下几组。

竹茹、红枣

竹茹、石莲子

天竺黄、羚羊角

款冬花、紫菀

枇杷叶、红枣

光绪三十四年六月二十四日，光绪皇帝鼻管欠利，且为涕嚏，头晕发闷，喉觉味咸，食物少味，寤寐少安，牵引诸恙，耳窍鸣响，腰胯痠痛，足跟之疼复作，咳嗽无痰。御医陈秉钧诊其脉左部细弦，右寸关两部弦而浮，仍带滑象。证属外受新凉，内郁痰湿。拟和表调中，藉以肃降之法：

黄芪皮一钱五分去内肉　黄防风八分　真川贝二钱去心　连皮杏仁三钱勿捣　杭菊花一钱　冬桑叶一钱五分蜜炙　橘红一钱　白茯苓三钱　冬瓜子三钱

引用枇杷叶三张去毛，红枣三枚。

135

此两味药引，均入脾、胃二经，相伍为药引，既能补中和胃，益气养血，又可清肝化痰，下气而止燥咳，在本方中亦有标本兼顾之作用。

（十三）安神类两味药引

这类药引已在前面列出的有：酸枣仁、砂仁；朱砂、荷梗；夜交藤、灯心草；夜交藤、炒谷芽；远志、灶心土等。另外还有以下三则，其使用频率均不高。

龙骨、牡蛎

炒酸枣仁、麦冬

远志、黄精

（十四）平肝熄风类两味药引

这类药引已在前面列出的有：羚羊角、桑叶，羚羊角、天花粉，羚羊角、竹叶，羚羊角、橄榄，羚羊角、龙胆草，羚羊角、郁李仁，羚羊角、木瓜，羚羊角、青皮，羚羊角、怀牛膝，羚羊角、天竺黄，地龙、葱管，地龙、金银花等。另外还有以下两则，其使用频率均不高。

羚羊角、钩藤

钩藤、路路通

（十五）补益类两味药引

这类药引已在前面列出的有：红枣、生姜；红枣、姜皮；红枣、煨姜；黑胶枣、煨姜；红枣、桑梗；红枣、柴胡；红枣、藕；红枣、银柴胡；红枣、荷叶；红枣、五加皮；红枣、佩兰；红枣、薏苡仁；红枣、肉桂；红枣、橘皮；红枣、枸橘叶；红枣、生谷芽；红枣、竹茹；红枣、枇杷叶；红枣、橘络；续断、茯苓；续断、炒谷芽；胡桃肉、生姜；胡桃肉、荸荠汁；胡桃肉、十大功劳叶；胡桃肉、艾叶；龙眼肉、生姜；龙眼肉、柴胡；龙眼肉、金银花；龙眼肉、桑枝；龙眼肉、枸橘叶；麦冬、知母；麦冬、肉桂；麦冬、炒酸枣仁；甘草、生姜；水炙甘草、新会皮；扁豆衣、荷叶；沙苑子、柴胡；沙苑子、银柴胡；蛤蚧尾、荸荠汁；黄精、远志；黄精、荷蒂；金石斛、薄荷；金石斛、芦根；金石斛、香附；石斛、橘白；当归、知母；当归、荷梗；桑椹、桑枝；玉竹、枸橘叶；狗脊、牛膝等。另外还有以下十多则，多数使用频率不高。

山药、杜仲

红枣、小麦

黑大枣、小麦

红枣、莲子

红枣、分心木

红枣、丝瓜络

光绪三十四年八月二十五日，御医陈秉钧等所诊光绪皇帝脉案：皇上脉左部一律静软，右关尚带弦滑。显见中气不复。纳食虽好，未能健运，所以大便初次未解，至夜始能通行，润而不畅。现在心跳渐平，串痛未减，两胁尤甚，并及背肢。仍咳嗽恶寒，谨拟建中和络：

野於术一钱糯米拌炒　归身一钱土炒　白芍一钱五分
桂枝一分泡汤拌炒　橘络一钱

引红枣两枚、丝瓜络一钱五分。

此两味药引，红枣甘、温，入脾、胃经；丝瓜络
甘、平，入肺、胃、肝经。两药伍用为引，既健脾补中
益气血而培本，又通经活络止痛而治标，与建中和络之
大旨吻合。

蜂蜜、粳米

续断、丝瓜络

胡桃肉、莲须

龙眼肉、金箔

麦冬、天冬

（十六）收涩类两味药引

这类药引已在前面列出的有：莲子、桑梗；莲子、
竹叶卷心；莲子、荷叶；莲子、灯心草；莲子、炒谷
芽；莲子、红枣；莲须、银柴胡；莲须、胡桃肉；乌
梅、煨姜；乌梅、灶心土；分心木、荷叶；分心木、红
枣；芡实、薏苡仁；石莲子、生姜；石莲子、桑寄生；
石莲子、竹茹等。另外还有以下几组。

莲子、五味子

光绪二十四年六月十一日，光绪皇帝耳内蝉鸣，
面颧起有小疙瘩，口干作渴，有时呛嗽，胸中气怯，
白睛稍有赤膜，左胁掣引腰痠，手仍发胀，久立腿
痛，步履稍多足踝作疼，五更大便溏泄一次。御医庄

守和等诊其脉左寸关弦软稍数，右寸关沉缓力软，两尺细弱。证属肝旺气亏，脾肾不足。用益气养胃健脾饮加减调理：

潞党参三钱　於术三钱土炒　朱茯神四钱　远志一钱五分肉　炒杭芍二钱　陈皮二钱　炒杜仲四钱　木瓜四钱破故纸三钱　肉蔻一钱炙研　怀山药四钱炒　扁豆四钱炒

引用建莲肉三钱、五味子六分。

此两味药引，均有收涩之性，分别入脾、肾、心及肺、肾、心经，相伍则共奏健脾、益肾、养心、敛肺，固精、止泻、安神之效。作为本方药引，很适合于光绪当时的症情。

莲子、淡菜
莲须、芡实

（十七）其他两味药引

除以上分类列出者外，清宫医案中尚有一些少见的两味药引，如童便、老酒；童便、豆淋酒等。使用频率不高，不作详述。

三、三味药引

一般临床很少用三味中药作药引，但在清代宫廷医方中却不少见。仅对部分脉案整理统计，即见近四十则，其中有的如焦三仙相当常用。一般三味药之间配伍协调，或相辅相成，多数突出重点，使"引经报使"的方向比较明确，对加强全方的功效，起着重要作用。还有一种情况，由于病情复杂，涉及脏腑较多，用三味或更多的药引，有利于全面照顾，多方调治。下面按药引功效的重点，作归纳分类介绍，有些重点不甚明确者，列入"其他"类。其中一部分例举有关脉案介绍。

（一）重在清热的三味药引

青果、羚羊角、芦根

光绪二十九年二月二十八日，慈禧太后头闷不爽，目皮发眶，时作咳嗽，唾吐痰粘，谷食欠香，身肢较倦。御医张仲元诊其脉左关弦数，右寸关滑数，重按鼓指。认为证属肝肺气道欠调，肠胃蕴热。拟方清热和中饮调理：

枇杷叶三钱炙　桑叶三钱　菊花三钱　天冬三钱　炒枳壳二钱　石斛三钱　紫菀三钱　甘草八分

引用鲜青果七个研、羚羊角一钱、鲜芦根一支切碎。

三味药引入肺、肝等经，性寒凉，均能清热，与全方的功效、主治相一致。

荸荠汁、梨汁、白蜜
灯心、莲子心、莲子

（二）重在祛风湿、活血通络的三味药引

光绪皇帝临终之年，常为严重的腰胯脊骨疼痛所折磨。治此病证的处方中，多次使用祛风胜湿、活血通络的三味药引。

牛膝、羌活、荷梗

光绪三十四年八月二十四日，光绪皇帝腰胯脊骨两旁痠跳痛，午前重，午后轻。恶寒畏风，干咳未愈，醒后口尤干渴，少腹两腿木痛，遍身拘板，串麻觉饿，食饱麻减，耳响微晕。御医施焕诊其脉两关滞多不匀，寸弱，尺软。认为属阴阳皆虚，湿困于阳，气怯风胜，清气少升，浊气少降。从调阳治湿，和阴熄风法：

豨莶草三钱　桑寄生三钱　鳖甲二钱青蒿泡酒炙酥云苓三钱　半夏曲一钱五分川贝末同炒　麦冬二钱去心秦当归二钱黄芪泡酒制　竹沥膏一钱五分　木瓜一钱酒炒杭白芍一钱桂枝水炒

引用牛膝五分、羌活泡酒炒荷梗二尺。

三叶药引相伍，入肝、肾等经，祛风湿、壮筋骨、补肝肾、活血通络，均针对光绪腰胯痛之主症。

桑寄生、路路通、莲子心
桑寄生、丝瓜络、红枣
桑枝、鸡血藤、青木香
桑枝、橘络、黑料豆

（三）重在利水化湿的三味药引

滑石、灯心、竹叶

宣统十四年（宫中纪年）六月初八日，端康皇贵妃头晕肢倦，口渴引饮。御医赵文魁诊其脉左寸关弦而近数，右寸关浮滑。以其内蓄饮热，外薄暑邪，而以清暑调中化饮之法调理：

粉葛根二钱　薄荷一钱五分　防风一钱五分　苏梗一

141

钱五分　生石膏六钱　知母三钱　川连二钱研　橘红三钱
腹皮子四钱　枳壳三钱　酒军二钱　枯芩四钱

引用滑石块六钱、灯心竹叶水煎药。

此三味药引，清热解暑，利水祛湿，为该清暑化饮方之重要部分，亦为治疗暑热蓄饮之证不可或缺。

赤苓、茅术、龙胆草
佩兰叶、佩兰梗、豨莶草

（四）重在消食化积的三味药引

宫中帝后等常因膏粱厚味所伤，或由肝郁及脾致患，多有脾胃之疾，以致饮食不消，谷食欠香，方中消食化积开胃类药引较多见，其三味药引者亦有多则，尤以焦三仙为常用。

（焦神曲、焦山楂、焦麦芽、焦三仙）

光绪二十九年三月二十三日，慈禧太后头闷目涩，口中觉苦，咳嗽痰涎，胸膈不爽，嗳气稍宽，筋脉痠疼，谷食欠香。御医庄守和、全顺诊其脉左寸关沉弦稍数，右寸关滑数。证属肝肺气道郁滞，饮热熏蒸，肠胃不和。用理肺和肝清胃饮调理：

溏瓜蒌四钱　川贝三钱研　酒芩三钱　炒枳壳二钱
川厚朴二钱炙　橘红一钱五分老树　木香八分煨　黄连一钱研　白菊花二钱　桑叶三钱

引用焦三仙各二钱。

光绪二十一年闰五月二十八日，御医庄守和、张仲元诊得光绪皇帝脉息左寸关弦数，右寸关滑数。暑瘟见解，肺胃湿稍轻，惟气道欠调，浮火余邪未清，以致胸膈不畅，口干作渴，谷食欠香，小水赤少，大便未行。用调中化湿饮调理：

厚朴二钱炙　陈皮二钱　枳壳二钱炒　甘菊二钱　郁金二钱研　木香八分研　赤苓三钱　泽泻二钱　生地三钱次　栀子三钱炒　竹茹二钱　益元散三钱煎

引用焦三仙各三钱。

在上述两案中，于理肺和肝清胃方和调中化湿方中，以焦三仙消食化滞开胃为引，起到辅助和补充全方功效之作用。

炒谷芽、炒麦芽、红枣
炒谷芽、炒麦芽、莲肉心
生谷芽、熟谷芽、夜交藤
生谷芽、熟谷芽、荷叶
炒谷芽、黑芝麻、萝卜汁

（五）重在止咳祛痰的三味药引

款冬花、川贝、枇杷叶
款冬花、知母、海石

光绪某年三月，光绪皇帝患咳嗽经调治后诸症俱减，惟脾胃欠和，偶或食后稍作咳逆。御医庄守和、李德昌于三月二十四日、二十五日均处方以香砂养胃丸一钱五分作善后调治，而先以冬花、川贝各一钱，枇杷叶一钱五分炙去毛煎汤化服为引，后以炒冬花、知母、海石各一钱煎汤化服为引。丸药健脾养胃以固本，药引止咳化痰而顾标，有标本兼顾之妙。

羚羊角、橘络、胆南星

宣统十一年（宫中纪年，下同）四月初七日，端康皇贵妃患"肝经气道欠调"之证，御医赵文魁等诊之，"拟用和肝清热活络法治疗"，方中药引为羚羊角一钱五分（先煎）、橘络三钱、胆南星二钱。三味药引能清泻肝胆实火，而又化痰和络。

黄芩、桔梗、鲜姜

宣统五年四月十六日，端康皇贵妃患咳嗽、头闷、中满、口渴、体倦等症，御医石国庆拟舒肝理肺、清解止嗽之法调理，药用前胡、川芎、麦冬、瓜蒌、半夏曲、杏仁、桑皮、枳壳、橘红、苏子、浙贝、甘草等，以酒条芩三钱、苦桔梗二钱、鲜姜一片为药引。三药俱能入肺经，辛开苦降，调理气机，清肺热，止痰嗽，对于理肺止嗽发挥重要作用。

144

（六）重在补益的三味药引

宫中用药，常重滋补。三味药引以滋补为作用重点者也较多。

红枣、白芍、熟地

光绪三十三年的《本库用药帐》中记有一方以红枣四个、杭芍四钱、熟地五分为药引，三药分别入脾、肝、心等经，能补脾养营，补血益阴，用于营血、气阴虚损者大有助益。

石斛、陈皮、龙眼肉

石斛、芡实、莲子肉

黑豆皮、红枣、莲须

黑穞豆、陈皮、红枣

光绪二十四年，戊戌变法失败之后，八月初六日（公历九月二十一日）凌晨，光绪被慈禧囚禁于瀛台。他素体肝肾心脾不足，气血亏虚，加以此情志大伤，诸虚损之证加重，迁延难愈。御医常以培脾固肾、益气养荣诸法调治。九月初三日至十八日之间，在用归脾麦味地黄汤、八珍麦味地黄汤、麦门冬汤、养心理脾汤等方加减调理时，曾用以上四组三味药引，以辅助益气养血、滋阴固精、健脾开胃。

淡菜、龙眼肉、黄连

黑芝麻、梨汁、白蜜

黑芝麻、枸杞根、龟板

菟丝饼、白芍、磁石

红枣、饴糖、补骨脂

龙眼肉、肉桂、红枣泥

生姜、肉桂、红枣泥

通草、肉桂、红枣泥

荷叶蒂、肉桂、红枣泥

上述四组药引，见于慈禧太后在某年九月十六日至十月初四日之脉案。证属"脾肾元阳未足，气血不能生长"，"脾肾阳气未足，清浊升降不利"，"脾胃未能健运，湿气不消"，"脾胃尚弱，肝气水饮不利"。所用方药为益气温脾汤、温补利水汤、调胃理脾汤等加减，叠用温肾健脾为主的药引，于病情、治法均属相符。

145

（七）其他三味药引

有一部分三味药引，重点不甚突出，多属较全面地照顾复杂病情的各个方面。例如：

荷叶边、路路通、红枣

鲜姜、小枣肉、郁金

山楂、红糖、白糖

四、四 味 药 引

四味药作药引，在中医古今医案中均甚少见，而清宫医案中却非鲜见，从以下四十余则中可见一斑。作为药引的四味药之间，多属配伍协调，归经或功效作用有侧重点，亦即"引经报使"的主要方向。由于药引的药味较多，除了有其侧重点之外，多还程度不等地兼顾病情的其他方面，照顾比较全面。宫中医方的四味药引，大部分侧重于消食或补益，其他方面相对较少。

（一）重在消食化积的四味药引

此类药引大部分包括焦三仙，从以下所列可见其一斑。

焦三仙、莲子肉

光绪二十四年六月十六日，光绪皇帝连续两夜滑精，当晨大便三次，行有糟粕，气味酸臭，每遇劳累则面色青黄，言语气怯，耳仍蝉鸣，手觉发胀，目涩口渴，久坐久立则腰瘦腿疼，步履稍多即气促似喘，足踝软痛，筋脉不和。脉象左寸关弦软近数，右寸关沉缓力弱，两尺细软。御医庄守和、杨际和处方以益气固肾理脾汤：

潞党参三钱　於术三钱土炒　云苓四钱　扁豆四钱炒朱茯神三钱　远志二钱肉　龙骨三钱炙　山药四钱炒　炒杜仲四钱　破故纸三钱　薏米四钱炒　炙草一钱

引用建莲肉三钱、焦三仙九钱。

该方乃参苓白术散加减，药引中之建莲系参苓白术散中原有之药，味甘、涩，性平，入脾、肾、心经，有补脾止泻、益肾固精、养心安神之效，用作药引，不仅极符合光绪之病情，又可引入脾、肾两经，培补先后二天。焦三仙作药引，在于入脾、胃经，且针对光绪食滞不消之证。莲子与三仙相伍构成四味药引，甚为精当，以莲子之健脾而助三仙之消食，又三仙之化滞消积可促莲子之固肠止泻。

焦三仙、甘草

焦三仙、苍术

焦三仙、生姜

以上三组均以焦三仙与和中健脾之品相伍，亦有相辅相成之意。

焦三仙、菊花

光绪某年七月初六日，珍贵人（即珍妃）原患舌强不语症经治渐清而未能如常，头晕微疼，谷食不香，身肢瘦痛，两胁胀满，大关防仍有白滞，恐作痢疾。脉象左寸关沉弦稍数，右寸关滑数。御医王继曾、冯盛化认

147

为属浮火未退，气滞痰饮化而未净，拟理脾舒肺化痰汤，佐以清热之法调理：

　　菖蒲二钱　陈皮二钱　抚芎二钱　槟榔一钱五分焦酒芩二钱　白芍三钱炒　蒌仁三钱研　桔梗三钱　丹皮二钱　赤苓三钱　台乌二钱　川朴二钱炙

　　引用甘菊二钱、焦三仙各二钱。

　　此四味药引，以焦三仙入脾、胃经，和胃消食，而治其"谷食不香"；菊花入肝经，善清头目，而针对"头晕微疼"。可见多味药引有引归多经，多方照顾之意。

　　焦三仙、蔓荆子

　　焦三仙、芦根

　　焦三仙、黄芩

　　焦三仙、龙胆草

　　焦三仙、荷叶

　　焦三仙、羚羊角

　　以上六组药引，亦属三仙与清热类药物相伍。例如宣统朝端康皇贵妃脉案记载，多次用焦三仙与羚羊面或胆草等为伍的四味药引，用于舒肝醒脾化饮、舒肝调脾活络、舒肝和胃活络方中，既可调中清食，又能清肝泻热，颇合当时之病情。

　　焦三仙、郁李仁

　　焦三仙、大黄

　　这两组均为焦三仙与泻下类药物相伍，通腑泻便有助于化积滞、消饮食。例如光绪某年九月二十三日，光绪皇帝表感未解，肺胃饮滞，郁热尚盛，且大便未行，所用清解平胃化滞汤加减方，药引为焦三仙九钱、川锦纹一钱五分。

焦三仙、泽泻

焦三仙、青皮

光绪某年七月，珍贵人所服理脾开郁清化饮、开郁和中清化饮等方，均以炒青皮二钱、焦三仙各二钱为药引。以青皮之行气开郁、疏肝、消滞，既助于调脾，又利于三仙之消食化积。

焦三仙、灶心土

焦三仙、麦冬

炒麦芽、炒谷芽、路路通、荷叶边

炒麦芽、炒谷芽、莲肉心、荷叶边

炒麦芽、炒谷芽、党参、荷叶边

光绪三十四年五月中、下旬，光绪皇帝医方中多次用上述三组药引。炒麦、谷芽与荷叶相伍，有消食化滞、升阳开胃之效，后两组又配合健脾益气之品，更宜于光绪"向来脾胃不健，食物运迟，大便溏结勿定"之证。

149

（二）重在补益的四味药引

这类药引或侧重于补养气血，或偏重于滋阴养荣，或重点在温补阳气，多用于光绪病重虚损渐深之时，仅从药引之斟酌变化，亦可见御医之用心良苦。

狗脊、麦芽、生姜、枣肉

狗脊、谷芽、生姜、枣肉

胡桃肉、白芍、破故纸、炙甘草

以上三组均见于光绪二十四年六月与九月的光绪皇帝脉案，药引均从脾肾立意，有温肾助阳、益气健脾之效，与当时光绪病情及处方全方的方义相吻合。

路路通、淡菜、红枣、荷叶边

荷叶边、淡菜、小麦、路路通

炙甘草、炒薏米、淡菜、荷叶边

龙眼肉、黄连、淡菜、菊花

龙眼肉、黄连、淡菜、红枣

龙眼肉、黄连、淡菜、荷叶边

以上六组药引亦均以滋补为主，见于光绪三十四年五月至六月的光绪皇帝脉案。此时已是他临终前四五个月之时，气血皆虚，精髓渐空，本虚标实兼见，故药引亦在滋补为重的情况下，参以清热、通络、化湿之品。如六月初三日脉案，光绪脉见细弦，左右部均兼数象。遗精，耳鸣，食物运迟，便溏，体软倦，腰重坠，胯疫痛。御医陈秉钧认为以潜阳育阴为正治，亦须照顾中气，拟摄肾以清肝胆，运脾而和肠胃：

大生地三钱砂仁末三分拌捣　抱茯神三钱辰砂拌　制萸肉一钱五分　制丹参二钱　桑螵蛸一钱五分蜜炙　生白芍一钱五分　炒夏曲一钱五分　新会皮八分　牡蛎三钱

引用龙眼肉三枚、上川连二分分包、杭菊花一钱二分、淡菜三枚酒洗。

桑寄生、红枣、扁豆花、建曲

焦枣仁、红枣、炒谷芽、生姜

（三）重在祛风湿、强筋骨的四味药引

狗脊、谷芽、竹茹、木瓜
狗脊、栀子、竹茹、木瓜

此两组药引均见于光绪二十四年六月二十一日、二十二日光绪皇帝脉案，当时光绪腰酸腿疼、身肢无力、腿踝酸痛、筋脉不和等症，治以滋益健脾固肾汤、益气养胃健脾饮，分别用上述两组药引，主于祛风湿、强筋骨、补肝肾、舒筋络，兼以清热化痰，或消食和中。

（四）重在止咳化痰的四味药引

狗脊、谷芽、陈皮、川贝
橘络、谷芽、扁豆、川贝

光绪二十四年九月初八、初九日，光绪皇帝医方中用上述两组药引，重在化痰止咳，兼以健脾和胃消食，或补肝肾，是因为当时光绪皇帝脾肾虚弱而又兼有咳嗽、痰不爽利等症。

（五）重在收涩的四味药引

煨姜、乌梅、灶心土、冬瓜皮

光绪六年正月初十日，慈禧太后面黄而浮，兼有咳嗽吐痰黄白二色有块，前一日大便三次，仍有糟粕，身软口渴，水串肠鸣，夜寐不实。御医汪守正等五人处方温补固肠饮加减，以固摄下元为要。方用党参、炒於术、煅赤石脂、茯苓、肉桂、煨木香、泽泻、煨诃子、

炒白芍、车前子、煅禹余粮、炙草，引用煨姜三片、乌梅二个、灶心土一两、冬瓜皮五钱。四味药引重在温中涩肠止泻，配以冬瓜皮有利小便而实大便之效。

灶心土、乌梅、竹茹、煅赭石

（六）其他四味药引

焦麦芽、红枣、防风、生姜
狗脊、栀子、竹茹、灯心
荷叶、苡米、红枣、桑梗
砂仁、沉香、红枣、炙草

以上四组药引，分别有解表、清热、祛湿、行气之侧重，又兼有补益之品，均见于光绪皇帝医方之中。

五、五味、六味药引

用五味、六味药作为药引，这在一般方书、医案中实难见到，而清代宫廷医案中却可见到数则。这几则均见于光绪皇帝临终之年的医案，光绪病入膏肓，五脏虚损，本虚标实，证情十分复杂，而多味药引有可能照顾到病损的各个脏腑和病情的多个方面。

焦三仙、麦冬、木瓜炭

光绪三十四年四月初十日，光绪皇帝脉象左关沉弦，右寸关滑而稍数。耳鸣堵闷，足跟牵痛，饮食消化较慢，午后倍觉软倦。御医忠勋认为，总缘肝阳未平，脾湿肾虚所致。拟调肝理脾益肾之法调理。方用生熟地、丹皮、云苓、西洋参、白术、芦荟、菖蒲、金樱子、煅磁石、秦艽、天麻、生甘草，引用焦三仙各二钱、朱麦冬二钱、木瓜炭二钱。五味药引可入脾、胃、肝、心、肺等经，照顾到消食和胃、养阴、舒筋活络等诸多方面。

淡菜、红枣、丝瓜络、炒谷芽、炒麦芽

光绪三十四年五月二十九日，御医陈秉钧为光绪皇帝所拟调心肾、柔肝运脾之方中，用此五味药引，有滋补、活络、消食等三方面功效，均与当时病情相符。

淡菜、莲子肉、灯心、炒麦芽、炒谷芽、党参

这是光绪三十四年五月二十八日御医陈秉钧为光绪皇帝所拟方中的一组六味药的药引，可谓创多味药引之纪录。当时光绪皇帝数日之间梦泄两次，耳内蒙响堵闷，食物运迟，大便不匀，口渴心烦。左脉三部细涩，右脉三部俱见微浮带数。调治以固摄肾真为至要，兼以平肝热，养心神，顾脾胃，益气和阴：

大生地三钱　怀山药二钱炒黄　抱茯神三钱辰砂拌炙龟板三钱　生白芍一钱五分　川续断三钱酒炒　炒夏曲一钱五分　杭菊花一钱五分　广橘络五分

引用淡菜三枚酒洗、湘莲肉七粒连心用、灯心五寸辰砂拌，炒麦、谷芽各二钱，另煎潞党参三钱冲服。

此六味药引，多味甘、性平，入脾经者最多，兼有入肺、肾、心、肝、胃、小肠等经，有健脾、益肾、养心、开胃、补肺、益气、养血、消食、利水、生津、固精、安神、除烦等功效，可以说照顾到光绪复杂病情的各脏各经，方方面面，可见御医之选用药引，亦颇费斟酌。

153

六、含有成药的多味药引

清宫医案之多味药引中，尚有单味药与成药同用者，也是古今药引应用中极特殊的情况。兹举两例介绍。

青果、一捻金、郁金

光绪二十九年二月三十日，慈禧太后头闷不爽，目皮发瞤，时作咳嗽，唾吐痰粘，谷食欠香，身肢较倦。御医张仲元拟清热和中之法调治：

霜桑叶三钱　菊花三钱　天冬三钱　酒芩二钱　炒枳壳二钱　羚羊角钱半　元参四钱　甘草一钱

引用鲜青果七个、一捻金一钱煎、川郁金二钱研。

当时慈禧肺气郁遏未清，肝胃蕴热尚盛，药引用入肺、肝等经之青果、郁金，清热止咳解郁，而又用清热通滞之一捻金作引，有助于清理肝胃滞热，调畅中焦气机。

乌梅、四神丸、灶心土、冬瓜皮

光绪六年正月初十日，慈禧太后因腹泻肠鸣等症服用温补固肠饮加减，药引用煨姜、乌梅、灶心土、冬瓜皮（见前"四味药引"部分），次日仍未愈，晨溏泄二次，完谷不化。御医汪守正等五人分析认为，属脾肾大亏，门户不藏，元阳下陷，拟脾肾双固法，冀泻止为要。用原方加减，药用破故纸、肉桂、炒白芍、炮姜、茯苓、车前子、赤石脂、炙草等，药引用乌梅二个，另用四神丸一钱五，临寝时用灶心土、冬瓜皮汤进。次日

154

脉案记载："大便未泻，小水稍利，嗳气嘈串微减"，药已见效。

本组药引中灶心土、乌梅入脾、胃、大肠等经，补中涩肠止泻；冬瓜皮利水而实肠；四神丸更能温补脾肾，固肠止泻，善治五更泄泻。故本组药引，特别是其中之四神丸，对于本方双固脾肾发挥重要作用，也是该方奏效的原因之一。

155

清宫成药药引

在清宫医案的医方中，使用的药引涉及面极广，不仅有单味药、多味药药引；有的甚至还使用中成药作为医方的药引。这在古今方书、医案中是极其罕见的，成药作为药引有以下优点：①组成成药的药物之间配伍严谨，严格依中医组方方法结合，能抑其偏性，使其发挥理想的药物效应；②几种功效相似的药物组成的成药，药物之间相须为用，药物作用比单味药引好；③某些作为药引的中成药药味多而繁杂，诸多类药物集结在一起，其作用全面，照顾面广。这些都是单味、二味，甚至多味药药引所较难具备的。清宫医案中作为药引的成药有六一散、益元散、珠黄散、赛金化毒散、一捻金、紫雪、朱衣滚痰丸、活络丹、失笑散、更衣丸、麻仁滋脾丸等，下面依其类属分述如下：

一、清暑辟秽类成药药引

清宫医案中作为药引的清暑辟秽类成药有六一散、益元散、紫金锭，其中六一散、益元散在清宫医案中作为药引使用较多。

（一）益元散

益元散由六一散（滑石六两、甘草一两）加辰砂而成。功效清暑利湿，止渴除烦，降火利窍，主治暑伤元气、身倦汗出、表里俱热，面赤气粗、烦渴引饮、小便黄少诸症。盖暑热伤气，以参芪温补则助邪，以芩连苦寒泻热则耗气，于清补两难之中，取滑石甘寒以清热，上清水源下通水道，荡涤六腑之邪热，使暑热从小便而去；甘草调和内外，止渴生津，用以保元气而泻虚火；心为君主之官，暑气通心，暑热内扰则神明不安，必用朱砂以镇之，所伤神气方可得复。由此可知，益元散药物配伍寓意深奥，为夏暑季节必备方。清宫医案中以此为药引，主治感受暑湿、内有蕴热、热扰心神诸症。

1. 单用益元散为引

光绪八年五月十七日，慈禧太后脉息左寸虚弱，右关稍滑，余部平和。连日夜寐不实，晚间口渴、胸脘嘈杂、谷食不多、头晕耳鸣、背部发热。总缘心脾尚弱、荣血未充所致。御医用理肺健脾汤加减调理：

党参三钱　於术二钱炒　茯神三钱　归身二钱土炒　白芍一钱五分　醋柴七分　桑寄生三钱　干地黄三钱　甘菊二钱　陈皮一钱　麦冬三钱　砂仁七分

引用益元散三钱。

五月十八日医案记载：慈禧夜间未得安寐、头痛、耳鸣、肩臂筋络骨节俱痛，早晚均用半膳，有时干咳无痰、背热如旧，仍照原方加减引用益元散治之。据两日脉案可知，慈禧病证的病机为感受暑湿、伤气耗阴、湿困脾胃、热扰心神、阻遏经络气血。治用理肺健脾汤以益气运脾、养阴和中，当属对症。用益元散为引者，一可助诸药清解暑热；二可淡渗利湿，引热从小便而解。据后日医案记载，慈禧呛咳嘈杂渐减，消化较易。可见方药、药引发挥了一定作用。

2. 益元散和他药共为药引

清宫医案中和益元散同为药引的单味药有荷梗、砂仁、蔓荆子等。

益元散、荷梗

道光五年六月十一日，御医诊得珍妃脉息滑数，系停饮受暑之症，以致头闷身痠、呕恶、口渴、胸胁胀痛。昨服二香饮，暑气渐轻。今用清暑六合汤调理：

藿香一钱五分　香薷一钱　厚朴二钱　扁豆三钱炒　茯苓三钱　青皮二钱醋炒　苏梗二钱　半夏曲三钱炒　陈皮二钱　缩砂一钱五分炒研　香附三钱炙

引用荷梗一尺、益元散三钱。

清暑六合汤由《局方》六和汤变化而来，主治内伤生冷、外感暑气所致的胸膈满闷、头目昏蒙、恶寒发热、身痠体倦等症；荷梗清暑化湿醒脾；益元散清暑利湿安神，合为清暑六合汤药引，共奏清暑理气、利湿醒脾之效。

和益元散共为药引的单味利湿清暑药还有灯心。

益元散、砂仁

宣统二年五月二十五日，瑾贵妃脉息和缓。湿热未尽，尚有郁热，肝胃欠和、中焦不快，御医拟清热平肝

158

調氣飲之法調理：

銀柴一錢五分　茵陳三錢　羚羊角一錢　炒谷芽三錢　姜連一錢五分　青皮三錢炒　枳壳三錢炒　化橘仁一錢　胆草一錢五分　杭芍二錢　黄芩二錢炒　車前子三錢包煎

引用砂仁八分研、益元散二錢煎。

砂仁理氣燥湿運脾，益元散清利飲热，兩者相合，能理氣清热，化湿運脾，同为药引，合诸药以治瑾贵妃的肝胃不和、湿饮郁热之证，十分相宜。五月二十六日医案记载，瑾贵妃脉息和缓，诸症俱平。说明方药切证，药效甚佳。

和益元散同为药引的单味理气药还有姜朴。

益元散、蔓荆子

宣统元年六月十一日，御医予总管清解化湿宣滞法调理：

紫苏二錢　藿香二錢　荆穗二錢炒　薄荷八分　胆草二錢　苦梗三錢　杭芍二錢　郁金二錢研　蒌皮三錢　辛夷二錢　甘菊三錢　陈皮二錢

引用益元散三錢煎、蔓荆子三錢。

六月初十病案记载：总管脉息左关弦缓，右寸关滑数微浮，肝胃湿热未清，复受风凉，以致头闷鼻塞、时流清涕，胸闷肢倦，谷食不香。由此可知总管病为肝胃湿热，外感风邪。蔓荆子轻浮上行，主散头面之邪；益元散清利湿热导热自小便而出。两者上下分引，切中总管病证。

益元散、炒栀子、酒军

宣统九年六月十日戌刻，端康皇贵妃脉息左关弦数，右关滑数。肝热气滞、中州蓄饮，以致胸膈堵满，头晕呕恶。御医拟用清热调气化饮之法调理：

霍香梗三钱　薄荷三钱　荆穗三钱　甘菊三钱　炙香附四钱　青皮三钱　木香二钱研　姜连一钱五分研　羚羊角片四钱先煎　法夏三钱　竹茹三钱　陈皮三钱

引用炒栀子三钱、酒军二钱、益元散三钱包煎。

栀子大苦大寒，炒制去其苦寒之性，留其清热燥湿之用；大黄酒制增其宣通泄热之力；益元散清利中焦饮热。三者合用，中能清热燥湿，下能前后分引，同作清热调气化饮方药的药引，以治饮热气滞之证，当属对证。

清宫医案中三味药一起和益元散同为药引的有：①炒栀子、酒黄芩、熟川军；②大青叶、瓜蒌仁、杏仁泥；③麦冬、荆穗、竹叶；④竹茹、瓜蒌仁、泽泻；⑤炒栀子、青竹茹、熟川军；⑥竹茹、荷梗、灯心；⑦生姜、荷梗、灯心等。现择要叙述如下：

益元散、炒栀子、酒黄芩、熟川军

宣统五年四月十九日，端康皇贵妃脉息左关弦涩、右寸关滑数。外感渐解，咳嗽见减，惟肝阳气道欠畅，肺经湿热尚未清，以致咳嗽时作，口渴中满，肢体疲倦，御医拟舒肝理肺清热消饮止嗽之法调理：

南前胡一钱五分　杏仁四钱研　川贝二钱研　麦冬三钱去心　苏子三钱去心　蒌仁二钱研　天冬三钱　化橘仁三钱　桑皮三钱炙　元参四钱　枳壳三钱炒

引用炒栀子三钱、酒黄芩二钱、熟川军四钱、益元散四钱煎。

炒栀子清利三焦邪热，酒黄芩清上焦肺热，川军泻下积热，益元散清利饮热。四者相合，清利三焦，分化湿热，合为药引，以助全方理气清热，化饮止嗽。

益元散、大青叶、瓜蒌仁、杏仁泥

宣统五年四月二十四日，端康皇贵妃脉息左关弦涩、右寸关滑数而浮。系风疹见形、肝阳气道不畅、脾肺经湿热生热，凝滞血分，以致口渴中满，身肢疲倦，作烧咳嗽，御医拟舒肝清解养阴达表之法调理：

柴胡三钱　姜川连一钱五分研　元参八钱　炒栀三钱　葛根三钱　荆芥穗二钱　生地八钱　化橘仁三钱　酒芩三钱　丹皮四钱　赤芍四钱　麦冬六钱去心

引用大青叶三钱、益元散四钱煎、瓜蒌仁三钱研、杏仁泥四钱。

大青叶清热凉血，兼行肌表，善解心胃实火热毒；瓜蒌仁清肺润肠；杏仁宣降肺气；益元散清利湿热。四者相合，共奏清热解毒、宣肺化湿之效。同为药引，以助诸药舒肝清热，宣透达表。

（二）六一散

六一散由滑石、甘草组成，因剂量比（滑石：甘草）为六比一故名。古书载"天一生水，地六成之"，故又名天水散。功效清暑利湿，主治暑热感人、发热汗出、心烦口渴，小便不利，呕吐泻痢、小便黄赤等症。清宫医案中治暑湿饮热内滞，泄泻痢疾常用此为引。

1. 单用六一散为引

嘉庆二十四年六月十六日，二阿哥福晋脉息弦数。

系停饮受暑之证，用药调治，诸症渐减，惟胸满腹胀、腿膝疼痛，此由湿滞过盛所致。御医用理气润燥汤调治：

柴胡一钱五分　厚朴二钱　焦楂三钱　神曲三钱　炒枳壳二钱　白术二钱土炒　陈皮二钱　次生地四钱　火麻仁三钱　赤苓三钱　木通三钱　大腹皮一钱五分

引用六一散二钱。

观二阿哥病证，当属停饮受暑，饮热伤阴。六一散清暑利湿而不伤阴，以此为引，可助诸药清化暑湿，引热从小便而出。

2. 六一散和他药同为药引

清宫医案中和六一散同为药引的单味药有木通、佛手、乌梅、铁锈等。

六一散、木通

道光四年闰七月十九日，皇后脉息弦滑。系肝胃不和、气滞停饮之证，以致胸满胁痛，兼懒食少寐、身肢痠软。御医用香砂化滞汤调治。

香附三钱炙　香砂一钱五分研　半夏五分炙　黄连一钱　枳壳二钱炒　抚芎一钱五分　瓜蒌三钱　楂肉三钱麦芽三钱炒研

引用六一散三钱、木通二钱。

木通苦寒降火利尿，导湿热自小便而解，和六一散合用，可助其清暑化湿，同为诸药药引，治皇后暑湿饮滞，肝胃不和之证，可使肝胃调和，暑湿饮热分利。

单味清暑化湿药和六一散共为药引的还有竹叶、灯心、薄荷。

162

六一散、佛手

嘉庆二十五年七月十一日，二阿哥福晋脉息弦数。原系肝胃不和、湿滞凝结之证，以致胸膈满痛，气促抽搐，夜不得寐。昨服清肝调气化滞汤剂，抽搐渐止，胸满胁痛稍减，惟旧症仍前。御医用清金调气饮治之：

黄芩二钱　花粉三钱　黄连一钱　木香二钱　香附三钱炙　青皮三钱醋炒　白芍二钱炒　槟榔二钱　丹皮三钱　焦楂五钱　枳壳二钱炒　羚羊角一钱五分

引加佛手五分、六一散五钱。

医案所谓"旧症"。乃肝胃不和、湿滞凝结之证。佛手善疏肝理气、醒脾开胃；六一散清暑化湿和中。合而为引，可助诸药调气化湿。

六一散、乌梅

嘉庆十六年六月十四日，南府首领禄喜脉息滑数。原系停饮受凉之证，服药凉已得汗解，惟素有湿饮过盛，转成暑疟，间日寒热往来，御医令服清脾四苓汤。

炒青皮二钱　厚朴一钱炒　半夏二钱炙　赤苓三钱　黄芩二钱　花粉三钱　知母二钱　橘红三钱　泽泻二钱　猪苓二钱　煨草果一钱　槟榔二钱

引用六一散三钱、乌梅三个。

乌梅味酸入肝，《本草拾遗》谓可"去痰，主疟瘴，止渴调中"。此处用为药引，可引药入肝治疟；六一散则引药分化饮热。二者相合，酸涩而不敛湿，渗利不致太过。

六一散、铁锈水

道光三年七月初一日，皇后脉息弦滑。原系暑湿停滞之证，服药以来，里滞虽行，仍属不净。惟少腹作痛，此由肝郁湿滞过盛所致。御医议用胆草泻肝汤调理：

胆草二钱　柴胡一钱五分醋炒　酒芩三钱　炒栀三钱
泽泻二钱　车前子二钱　木通三钱　次生地三钱　当归三钱酒洗　生军三钱后入　青皮二钱炒　芒硝二钱

引用六一散三钱、铁锈水三茶匙兑服。

铁锈味辛苦、性寒，《本草纲目》谓可"平坠肝热"。用为药引，可引肝热下行；六一散用为药引，可引湿热自小便而出。两者同为胆草泻肝汤药引，可助其平泻肝热，清利湿热。

其他和六一散同为药引的单味药还有竹茹、生姜、生姜皮、秋梨。

清宫医案中两味药和六一散同为药引的有：①竹茹、灯心；②灯心、竹叶；③灯心、薏仁。

六一散、竹茹、灯心

嘉庆二十五年七月十三日，二阿哥福晋脉息弦滑，原系肝胃不和，湿滞凝结之证。以致胸胁满痛，时或抽搐，用药调治，诸症渐减。惟湿滞未净，有时作胀。御医用陷胸分消饮调治：

瓜蒌三钱　川连一钱　半夏曲三钱炒　莱菔子三钱炒
熟军二钱　槟榔一钱五分　枳实二钱　炒神曲三钱　炒厚朴二钱　焦楂四钱　赤苓三钱　黄芩二钱

引加竹茹二钱、六一散五钱、灯心一子。

纵观此案，可知二阿哥病属湿滞未净，痰热内蕴，肝胃不和。竹茹甘淡微寒，善于清热化痰和胃；六一散、灯心清利湿热。三者相合，共为药引，以助诸药清热化痰和胃，分利内滞湿热。

（三）太乙紫金锭

太乙紫金锭由山慈菇、五倍子、麝香、雄黄、朱砂、续随子、红芽大戟组成。功效辟秽化浊，清热解毒。主治夏秋季感受湿疫时邪，腹痛闷乱、恶心呕吐、泄泻之症。方中山慈菇、雄黄、五倍子辟秽化浊解毒，麝香通窍开闭，配以续随子、大戟，以除秽恶痰浊。清宫医案中用此为引治泄泻腹痛之症。

宣统十三年八月十二日寅刻，皇上脉息左寸关弦数，右寸关滑而近数。胃蓄饮滞，过服寒凉，以致头闷肢倦，呕吐恶心，寒饮下注，泄泻腹痛。御医拟和饮化中之法调理：

藿香梗二钱　姜连一钱五分研　竹茹一钱　泽泻三钱赤苓块四钱　木通一钱五分　新会二钱　猪苓二钱　宣木瓜二钱　鲜姜三片

引用太乙紫金锭一粒另服。

宣统胃蓄饮滞，又过服寒凉，以致寒饮下注，气机闭塞，呕吐泄泻腹痛。紫金锭辟秽化浊，宣通气机，以此为引，可助诸药芳香化浊，清化湿饮。

二、清热解毒类成药药引

清宫医案中用作药引的清热解毒类成药有赛金化毒散、朱黄散、玉骨散。

165

（一）赛金化毒散

赛金化毒散由赤芍、天花粉、大黄、牛黄、冰片、黄连、川贝母、雄黄、甘草、乳香、珍珠、没药组成。功效清热化毒，消痈散肿。主治疹后余毒内盛，烦躁便秘及疮疖溃烂，内毒炽盛等。方中赤芍凉血活血，疏解血分热毒，川贝清肺散结，大黄清泻肠胃，黄连、牛黄清泻心火、去烦躁，雄黄、甘草清热解毒，乳香活血化瘀、消肿止痛，珍珠清热镇心安神、散结消肿。清宫医案中以此散为药引，主要用于治疗痈肿和天花热毒内盛之症。

同治十三年十一月十八日，皇上脉息弦数。阳气渐长，阴液未复，臀内肿势渐消，腰间溃汁未少，微稠色灰，其气秽臭，嘈杂作呕。此由阴液受伤，水饮未消，余毒未净所致。御医暂缓托里温补，议用益阴化毒汤调理：

沙参三钱　元参四钱　麦冬四钱　竹茹二钱　连翘三钱　银花三钱　橘皮二钱　厚朴二钱炙　白芍三钱　白芷二钱　甘草八分

引用赛金化毒散五分煎服。

阴液耗伤，余毒未清，溃汁质稠，其气秽臭。若用温补托邪，反致余毒更炽，阴液更伤。故御医暂缓托里温补，而用益阴化毒汤调理。赛金化毒散清热化毒、活血止痛、消肿生肌，以此为引，可助诸药清解余毒、活血消肿、生肌排脓。三十日病案记载：皇上肾俞发浆汁渐少而浓，知觉痛痒，阴转为阳之象，长强紫肿见小，口渴晡热亦减。说明用药切证。

赛金化毒散为引治疗天花热毒内盛。同治十三年十一月五日，皇上天花六朝，形欠饱满，根艳紫滞、胸满腹胀，有时咽痛呛咳，此为毒遏阴燥、食水气滞，御医用宽中消毒饮引用赛金化毒散调治。初七日，改用滋阴消毒饮，仍引用赛金化毒散。十一月初八日，皇上天花九朝，浆渐苍老，盘晕赤色见退，病情见轻。由上可知，赛金化毒散作为药引治疗痈疽、痘疹热毒等证是有一定作用的。

（二）朱黄散

清宫医案中记载的朱黄散由朱砂、牛黄两味药组成，功效清热解毒。方中朱砂色赤入心，清火解毒；牛黄苦凉，清热解毒，开窍化痰。二药相合，共奏清解热毒之效。

167

道光二十四年十二月初九日，七公主喜痘两朝，颗粒平扁干滞，大渴大烦，此由心胃热盛，气血不畅所致。午服清热代茶饮调朱黄散，烦渴稍安，颗粒微胀，惟气血里热未清，申刻御医用松肌透表汤调理：

乌犀角一钱五分　荆穗二钱　防风二钱　牛蒡三钱连翘三钱　归尾二钱　赤芍一钱五分　炒栀一钱　木通一钱五分　东楂四钱　青皮一钱五分炒　川连一钱

引用冬笋二钱、朱黄散三分冲服。

喜痘颗粒平扁干滞，大渴大烦。说明七公主热毒炽盛、喜痘不顺。御医用松肌透表汤清解透表，当属对证。朱黄散为引：一可助诸药清解热毒；二可防邪毒入心，产生变证。

（三）玉骨散

玉骨散由羊胫骨灰、煅石膏、升麻、生地、胡桐泪、黄连、胆草组成，功效补肾养阴、生肌敛疮、清热解毒。方中羊胫骨灰、煅石膏补肾强骨、生肌敛疮，生地滋阴清热，升麻、胡桐泪、黄连、胆草清热燥湿解毒。诸药相合，以治肾虚热毒之牙宣、牙疳、齿痛、咽喉肿痛等。

道光十五年七月初二日，皇后脉息左脉弦细，右脉滑数。下门牙色黑，上有蛀孔，名曰齿龋。盖下门牙属少阴肾，是经不足，以致肺胃二经湿热郁遏日久而生虫。盖火极似水，是以色黑而里热。总缘三阴不足，湿热得以乘之之故，御医用益阴清胃饮调治：

生地三钱　石膏三钱煅　知母一钱五分盐炒　牛膝一钱酒洗　酒芩一钱五分　胆草八分

引用灯心一束、玉骨散。

皇后病为齿龋，其病机为肾阴不足，虚火上炎，湿热内蕴，胃火上冲。故御医用养阴清火的益阴清胃饮调治。灯心可引热下行；玉骨散能养阴解毒，生肌敛疮，以两者为引，十分适宜。

三、通腑泻下类成药药引

清宫医案中作为药引的通腑泻下成药有一捻金、更衣散、当归芦荟丸、麻仁滋脾丸、青麟丸，其中使用较多的为一捻金。

（一）一捻金

一捻金由大黄、牵牛子、槟榔、人参、朱砂等药物组成，功效泻热祛痰、通腑导滞、消食。主治饮食停滞、痰涎阻塞，气机阻滞所致的腹胀腹痛、大便干燥、呕吐痰涎等症。方中牵牛子泻热利水、通便，大黄、槟榔泻热通腑，攻积导滞，朱砂清心镇惊安神，人参补气健脾，扶正祛邪。诸药相合，祛邪而不伤正。清宫医案用一捻金为药引，用于治疗内有蓄热、湿热留滞、气机闭塞等证。

同治某年十月三十日寅刻，皇上脉息弦软而虚。原系因病致弱，气不化饮之证。今突然气道梗阻，有似厥闭之象，病势重大，机体太虚，今用助气化饮汤调理：

沙参五钱　麦冬五钱　伏龙肝五钱　枇杷叶二钱　白薇二钱　陈皮二钱　五味子四分　柏仁霜三钱

引用一捻金六分冲服。

突然气道梗阻，而有厥闭之象。究其原因，乃因正气虚亏、痰阻气机而致。治若行气豁痰，虚其所虚，必有阳气外脱之患。故御医用益气养阴化饮的助气化饮汤治之。一捻金作为药引，祛滞化痰，条达气机，助其药势，邪去而正气易复。

用一捻金为药引治疗痰壅便秘，如道光二十五年正月二十六日，彤贵人脉息弦滑，咳嗽痰壅，二便秘塞，御医用和肝导滞汤调理，引用一捻金冲服。和肝导滞汤有和肝调胃、清化饮热之功效，引用泻热通便、化痰导

169

滞的一捻金用以治疗彤贵人的肝胃不和、痰热阻滞、二便秘塞，当属对症。盖六腑以通为顺，通降二便，胃气复其和降，肝气自可条达，痰滞自可清化。

此外，清宫医案中亦有一捻金和他药同为药引的记载，如光绪二十九年二月三十日，御医用清热和中方药引用鲜青果、一捻金、川郁金，调治老佛爷的肺胃蓄热、气机不畅病证，就是一例。

（二）更衣散

更衣散由朱砂、芦荟两药组成，功效泻热通便，清心安神。主治肠道热结伤津、心烦便秘之症。方中芦荟大苦大寒，其质阴柔，入肝胃大肠经，可泻下肠胃热结，为泻下润剂。本品还可导肝热下行；朱砂色赤入心，可清心安神镇惊，通过"实则泻其子"，助芦荟清泻肝热之力。

嘉庆二十四年六月十七日，二阿哥福晋脉息沉弦。原系里热不清，复受暑热，以致抽搐搦闭，神识不清，自汗腹痛，服清暑定风汤，诸症微减，惟里滞不行，御医议用滋阴润燥汤调理：

当归五钱　郁李仁二钱　火麻仁三钱　桃仁三钱　大生地五钱　炒莱菔子一钱五分　赤芍一钱五分　杏仁二钱研　陈皮一钱五分　焦楂四钱　谷芽三钱　枳壳二钱炒　元明粉一钱冲

引用更衣散一钱、灯心一束。

里热未清，复受暑热，外热助内热之势，以致内热炽燔，蒙蔽清窍，神昏抽搐。里滞未清，恐阳明燥结，故御医用滋阴润燥、通腑泻热法治之，以冀腑通热解。更衣散泻热通腑，清心安神。以此为引，既可助泻热通腑，还可和引药灯心一起清解心经邪火，以治热扰心窍的神昏不清。

（三）当归龙荟丸

当归龙荟丸组成药物有：龙胆草、黄连、黄芩、黄柏、栀子、大黄、芦荟、青黛、木香、当归。功效泻肝清热、攻下导滞。方中龙胆草清泻肝胆实火为主药，黄连、黄芩、黄柏、栀子清泻三焦热毒，以助龙胆草清泻肝火，大黄、芦荟荡涤肠胃、攻下热滞，引肝胆之火自大便而解，青黛凉血、清肝热，木香行肝胆气滞，当归补血养血、润肠，以助大黄、芦荟通便。诸药相合，以治肝胆实火所致的头痛面赤、目赤肿痛、胸胁胀闷、便秘、尿赤短少、烦躁不安、耳聋耳鸣，甚至抽搐等症。清宫医案中以此为清泻肝胆方药的药引，治疗肝胆实火证。

宣统十四年八月十日酉刻，端康皇贵妃脉息左寸关弦而近数，右寸关沉滑。肝经有热，气道欠调，以致热升上焦，目眩跳动，御医用清上和肝调中法调理：

大元参四钱　甘菊三钱　薄荷八分　竺黄三钱　青皮子三钱研　胆草三钱　黄连一钱五分研　炒栀子三钱　羚羊角面六分先煎　橘络三钱　煅赭石三钱

引用当归龙荟丸二钱包煎。

肝经有热，气机欠调，热随气逆上犯于目，故目眩跳动，此乃热欲动风之象。故御医用清上泻肝和中之法

171

调理。用当归龙荟丸为引，助其泻下导滞作用，可引诸药泻下肝火，致从大便而解。

（四）麻仁滋脾丸

麻仁滋脾丸为《金匮要略》麻仁丸加减方，组成药物有：熟大黄、火麻仁、当归、厚朴姜制、苦杏仁炒、枳实麸炒、郁李仁、白芍，功效滋阴润肠，通便导滞，下气除满。方中枳实、厚朴、大黄为小承气汤，治大便秘结不通，胸腹胀满，当归、白芍养阴补血，杏仁宣降肺气，兼以润肠，肺和大肠相表里，肺气肃降，大肠才可得津液濡润，糟粕才得外泻，郁李仁、火麻仁润肠通便。诸药合用，以治内热津伤，肠道枯润、大便燥结或血亏肠燥之证。清宫医案中亦有用麻仁滋脾丸作为药引的记载。

172

道光五年十二月十六日，大阿哥脉息沉滑，原系停滞受凉之证。用药调治，表凉已解，里滞虽行，究属不净，惟左胁下牵引少腹作痛，此由寒滞郁结气不运化所致。今议用荔香定痛汤一帖，兼麻仁滋脾丸调理：

荔枝核三钱研　元胡二钱醋炒　肉桂五分去皮研　沉香六分研　川楝子二钱　吴萸八分　橘核仁三钱研　小茴香一钱盐炒　青皮一钱五分炒　南楂肉三钱炒　厚朴二钱炒　白芍二钱醋炒

引用麻仁滋脾丸三钱化服。

十五日亥时医案记载：大阿哥脉息沉弦，原系停滞受凉，用药调治，表凉已解，里滞虽行，尚属未畅。惟胁腹胀痛，大便燥结，此由气不运化所致。御医用益阴润燥汤调理。结合本日医案，可知大阿哥病属阴液亏虚，内有积滞，肝气郁结。故御医用荔香定痛丸温宣寒滞，条达肝气；麻仁滋脾丸作为药引，一可通便导滞，盖脾胃为气机升降之枢，腑气通，胃降脾升，脾胃调和，木无壅遏，气机自可条达；二可养阴补血，防温燥诸药伤阴。

（五）青麟丸

青麟丸由大黄、柏叶、绿豆、黄豆、桑枝、桃叶、车前子、小茴香、陈皮、荷叶、银花、苏叶、冬术、艾叶、半夏、厚朴、黄芩、香附、砂仁、泽泻、猪苓、甘草、牛乳、梨汁、姜汁等药组成。功效清热解毒、泻下积滞、疏肝和胃、理气止痛、化湿运脾。方中大黄功专泻下、荡涤肠胃，柏叶、桑叶、桃叶、银花、黄芩清热解毒，猪苓、泽泻、冬白术、车前子、荷叶健脾化湿，小茴香、砂仁、厚朴、苏叶、陈皮、香附疏肝和胃，理气止痛，半夏、生姜和胃降逆止呕，甘草调和诸药。本丸药味虽庞杂繁多，但配伍严谨有章。清宫医案中两次使用此丸为药引。

道光五年十二月十五日，大阿哥脉息弦滑，原系停滞受凉之证。用药调治，表凉已解，里滞虽行，究属不畅，惟两胁牵引少腹作痛，此由寒湿蕴结所致。御医用导气化滞汤一帖，兼熨法调理：

乌药三钱　吴萸一钱　白芍二钱姜炒　枳实二钱炒　橘核仁三钱　官桂一钱　茯苓三钱　山楂三钱炒　青皮二钱炒　煨木香六分　泽泻二钱　草蔻仁一钱五分煨

引用青麟丸三钱化服、荔枝核三钱研。

外用熨药两分。

大阿哥里滞不畅，寒凝肝脉，以致两胁牵引少腹作痛，结合本日子刻医案记载，病人尚有二便不通、少腹胀痛等症。御医用导气化滞汤以温肝理气，消导积滞。荔枝核甘温入肝，功专理气祛滞、散寒止痛；青麟丸功能泻下积滞、理气止痛、化湿运脾。合而为引，以助诸药理气止痛，消导积滞。

清宫医案中用青麟丸为药引治疗胃蓄饮热，外感风凉证，如宣统九年正月十三日酉刻，皇上脉息左寸关浮数、右寸关洪数，胃蓄饮热，微感风凉，以致头晕肢倦、胸满作呕、手心发热，御医拟用清解止呕之法调理；引用青麟丸。青麟丸理气化饮，调和脾胃，兼能疏散表邪，用为药引，可助诸药清化饮热，清解表邪，和胃止呕。

四、祛风胜湿、通络化痰类成药药引

清宫医案中用作药引的祛风胜湿、通络化痰类成药有木瓜酒、活络丹。

（一）木瓜酒

木瓜酒由木瓜、山栀、玉竹、当归、羌活、陈皮、五加皮、川芎、川膝、秦艽、红花、寄生、千年健、独活诸多药物加高粱酒泡制而成。功效祛风散寒、除湿定痛。方中木瓜、羌活、五加皮、秦艽、独活祛风胜湿、舒筋和络，当归、川芎、红花养血活血化瘀、通经活络、川膝、寄生、五加皮补益肝肾、强筋壮骨，玉竹养阴，栀子清热燥湿，以防诸药温燥太过，伤阴耗液。陈皮理气运脾，高粱酒泡制，酒能活血宣通，加强诸药祛风胜湿、舒筋和络之力。清宫医案中用此为药引治风湿痹痛和血脉涩滞证。

某年九月十二日，珍妃脉息浮数，系湿热下注，痛风之证，以致腰膝肿痛，发热恶寒，夜不得卧。御医用除湿拈痛汤一帖调理：

当归三钱　羌活二钱　独活二钱　防风二钱　牛膝二钱　木瓜三钱　苦参三钱　川芎一钱五分　赤苓三钱　茵陈三钱　猪苓三钱　泽泻二钱　生甘草五分

引用木瓜酒一盅。

珍妃湿热下注、痹阻经络、营卫失和，以致腰膝肿痛、发热恶寒，御医治用除湿拈痛汤以祛风胜湿、活血通络，当属对证。木瓜酒能祛风散寒、除湿定痛、宣通经络，用之为引，借其宣通之力，以助诸药祛风胜湿。盖湿为阴邪，粘着胶滞，阳气宣通，才始得化。

清宫医案中用木瓜酒为引以治疗血脉涩滞证，如道光十一年十二月十五日，御医用加减卫生汤，引用木瓜酒治疗四公主的风温发颐、根盘坚硬、脓浆难成症。四公主温毒发颐、气血失和、皮肤凝滞，所以御医议用加减卫生汤以活血消肿，解毒散结。用可宣通经络气血的木瓜酒为引，以助诸药活血散结。十六日医案记载，御医改用托里排脓汤以益气活血、托里排脓，仍用木瓜酒为引，亦是取木瓜酒宣通经络气血的功用，助药更好发挥托里排脓的作用。

175

再者，清宫医案中还有用木瓜酒和益气托痘疹的香薷同为药引治疗天花的记载。

（二）活络丹

活络丹又名大活络丹，全国处方稍有不同，主要药物有人参、熟地、当归、防风、麻黄、葛根、白花蛇、乌梢蛇、附子、肉桂、天麻、全蝎、地龙、僵蚕、乳香、没药、血竭、虎骨、何首乌、龟板、牛黄、犀角、黄连、沉香、藿香、冰片、安息香等。功效舒筋活络，祛风散寒、镇痉止痛。方中人参、熟地、当归补气养血，防风、麻黄、葛根祛风散寒，白花蛇、乌梢蛇搜风通络止痛止痉，附子、肉桂温阳散寒，天麻、全蝎、地龙、僵蚕通络化痰、平肝熄风，乳香、没药、血竭活血散瘀止痛，虎骨、何首乌、龟板滋补肝肾、强筋壮骨，牛黄、犀角、黄连清心解毒，沉香、藿香、冰片、安息香芳香宣通，开窍醒神。诸药相合，以治四肢麻木、腰腿疼痛、半身不遂、言语不清、手足拘挛等症。清宫医案中以此为药引，用以治疗肝风内动的筋脉掣动之症。

道光三十年七月二十八日，云贵人脉息弦滑，饮食精神平和，惟肝经郁结有热，筋脉有时掣动，御医用清肝饮治之。

羚羊角二钱　钩藤三钱　川牛膝三钱　紫草一钱五分木通二钱

引用活络丹半丸。

云贵人脉息弦滑，弦为肝气郁结，滑为痰热内滞。肝风痰热，阻于经络，故筋脉有时掣动。御医用清肝饮以清肝熄风止痉；用活络丹为引，祛风通络化痰。和诸药相合，共奏清肝熄风、通络化痰之效。

五、理气活血类成药药引

理气活血类成药作为药引，在清宫医案中记载有平安丸、失笑散。其中平安丸使用较多。

（一）平安丸

平安丸宫中配方有载，由丁香、延胡索、草果、沉香等药物组成。功效调理气机、降逆止呕、温中止痛。方中丁香、沉香下气降逆，温中止痛，草果味辛性大温，气味芳香，温中燥湿止呕，延胡索理气活血止痛。诸药相合，以治寒湿内滞、气机不调的胃痛、腹痛、恶心呕吐、胸腹胀满等症。清宫医案中以此为药引，用于治疗饮湿困脾、痰湿内阻证。

177

光绪某年三月十一日，皇上脉息左关见弦，右寸关沉滑而缓。原系水湿浸脾，饮热蒸肺，感受风凉，咳嗽呕吐之症。服药以来，咳嗽面赤、咳逆呕哕俱见轻减。惟饮食不和，蓄湿生痰，以致有时复作胸嘈、呕哕、痰饮涎沫。御医用理嗽平胃饮佐调脾化饮味调理：

苏子霜八钱　前胡一钱五分　桔梗二钱　杏仁一钱五分研　炙桑皮二钱　冬花二钱　法夏二钱　茯苓二钱　天花粉二钱　麦冬二钱去心　粉葛一钱五分　竹茹一钱

引用平安丸半丸化服。

痰饮中阻，气机升降失调，呕哕、痰饮涎沫、胸中嘈杂等症丛起。御医用理嗽平胃饮佐调脾化饮味调理，十分切证。平安丸温中降逆，燥湿化饮，用之为引，以助药效。

（二）失笑散

失笑散由五灵脂、蒲黄炒香两药组成，功效祛瘀止血、活血止痛。方中五灵脂甘温入肝，可通利血脉、祛瘀止血止痛，蒲黄甘平，炒用可消瘀止血。诸药相合，主治瘀血停滞所致的月经不调、少腹急痛、痛经、产后恶露不行等症。

道光二年十二月初三日，全贵妃脉息弦涩。系半产后恶露不畅，瘀血停滞作痛，烦躁不安，此由湿热伤于荣分所致。今议用加味芎归汤兼以失笑散调理：

川芎二钱　归尾四钱　桃仁三钱炒研　藏红花一钱五分　泽兰三钱　山楂炭八钱　炮姜炭一钱　丹参三钱　荆穗炭三钱　元胡三钱醋炒

引用童便、豆淋酒各半盅兑服失笑散方。

产后恶露不畅，瘀血停滞，治当化瘀止血，止痛。御医用加味芎归汤调治，切中病证。取失笑散、童便、豆淋酒为药引，以助加味芎归汤通利血脉，祛瘀止血。盖祛除胞内余血，胞宫血脉调和，恶露可尽，腹痛自止。

六、开窍类成药药引

清宫医案中作为药引的开窍类成药有紫雪丹、琥珀抱龙丸、牛黄抱龙丸、朱衣滚痰丸，其中作为药引使用最多的为紫雪丹。

（一）紫雪丹

紫雪丹，原名紫雪，组成药物有羚羊角、犀角、麝香、石膏、寒水石、滑石、芒硝、玄参、升麻、甘草、木香、沉香、丁香、磁石、朱砂。原方中有黄金，现多已不用。功效清热解毒，镇痉开窍。方中寒水石、石膏、滑石、硝石泻诸经之火，兼以利水通窍，导热自小便而解，磁石、玄参滋补肾水，犀角、羚羊角清心凉肝，升麻、甘草升阳解毒，沉香、木香、丁香降气理气，麝香芳香开窍，朱砂清心镇心安神，全方药味繁多，但主次分明，配伍严谨。主治温热病邪热内陷心包之高热烦躁、神昏谵语、痉厥、口渴唇焦、尿闭便赤等症。

光绪四年八月初一日，皇上脉息左关弦数，右寸关滑数。营卫未和，里滞尚盛，以致发热口渴，腹中有时作痛，小水短赤，大便尚有粘滞。御医议用清扬化滞之法调理：

葛根三钱　荆芥二钱　防风三钱　南薄荷二钱　羚羊角二钱　花粉三钱　炒栀子三钱　条黄芩三钱　槟榔二钱　鸡内金三钱　焦三仙六钱　粉甘草一钱

引用紫雪丹二钱煎。

左关弦数，自是肝火内盛；右寸关滑数，当是湿蕴生热，痰热阻肺；大便粘滞，乃为湿热困脾，脾失转输所致。"火郁发之"，"土郁夺之"，故御医采用清扬化滞之法调理。紫雪丹清热解毒，凉肝化痰熄风，以之为引，一可助诸药凉肝泻火，清化痰热；二可助肝热动风，致痉致搐。

清宫医案中亦有用紫雪丹为引治疗肝热动风，身肢抽痛的记载。如宣统九年正月二十五日，端康皇贵妃肝热内盛化风，以致身肢抽痛，精神疲乏，浮热上炎，时作头晕。御医议用养阴和肝导热方药引羚羊角、紫雪丹治之。肝火内炽，易消烁阴液，致为虚风。既病防变，故御医采用和肝导热之法。紫雪丹能清泻肝火，熄风止痉，用为药引，可助全方清泻肝热、熄风。

此外，清宫医案中还有以紫雪丹为引，治疗血分热结、发斑发疹的记载。

（二）牛黄抱龙丸

牛黄抱龙丸的组成药物有：白附子、全蝎、僵蚕、钩藤、胆南星、天竺黄、川贝母、橘红、甘草、雄黄、朱砂、琥珀、冰片、麝香、羌活、防风。功效清热化痰、镇惊安神、熄风止痉。方中白附子、全蝎、僵蚕祛风化痰、熄风止痉，胆星、天竺黄、川贝母、橘红清热化痰，羌活、防风散风解表，牛黄、雄黄解毒豁痰，朱砂、琥珀镇惊安神，冰片、麝香芳香开窍，使以甘草解毒，调和诸药。诸药协同，主治高热惊风、手足抽搐、痰涎壅盛、神昏谵语等症。

道光三十年七月二十九日，云贵人脉息弦滑。饮食精神平和，惟夜间尚有抽掣。此由肝胆之中痰滞郁结未净，至夜气归五脏，则邪正交争而病作。御医用清肝饮调治：

钩藤二钱　羚羊角二钱　僵蚕二钱　山甲五分研　川

郁金一钱五分　陈皮二钱

引用牛黄抱龙丸一丸冲。

病在肝经阴分，急攻徒伤正气，当须因势利导，缓为图治。御医用清肝饮清肝泻热、熄风止痉，十分切证。牛黄抱龙丸一丸冲服，丸者缓也，以此为引，合其缓治之法；再者，此丸为引，还可助诸药清热化痰。据病案记载：其八月初一、初二日，用清肝饮加减调理，初二日仍用牛黄抱龙丸为药引，初三日，夜间抽搐即愈，说明用药切证、有效。

（三）琥珀抱龙丸

琥珀抱龙丸由牛黄、胆南星、天竺黄、雄黄、琥珀、赤苓、朱砂、僵蚕、全蝎、麝香诸多药物组成。功效清热化痰、镇惊安神、熄风止痉。方中牛黄清热解毒、豁痰定惊，为方中主药，辅以胆星、天竺黄清热化痰。雄黄解毒，琥珀、朱砂镇惊安神，僵蚕、全蝎熄风止痉，麝香开窍醒神。诸药相合，主治痰热内盛所致的惊风抽搐、咳嗽气促、神昏不安等症。和牛黄抱龙丸相比，本丸偏重于清心化痰，其清泻肝热、镇惊熄风之力较弱。清宫医案中以此为药引用于治疗痰热神昏、抽搐之症。

光绪二十一年十月二十九日戌刻，瑾贵妃脉息左关弦细，右寸关沉伏。抽搐未止，痰涎壅盛，气息尚闭，神识尚清，仍觉筋惕肉颤，御医用调肝化痰止抽之法调理：

炙香附三钱　川郁金三钱研　煅赭石三钱　乌药三钱

181

天竺黄三钱　天南星三钱　秦艽三钱　青皮三钱炒　南薄荷一钱　钩藤三钱　青风藤三钱　橘红二钱

引用琥珀抱龙丸一丸煎。

观此医案，筋惕肉颤、抽搐，为肝热动风之象；气机尚闭，为痰涎壅塞之征。故御医用调肝化痰止抽之法调理。琥珀抱龙丸可清化热痰，开窍醒神，熄风止痉。此案用为药引，当属切证。

（四）朱衣滚痰丸

朱衣滚痰丸由酒制大黄、酒洗片黄芩、沉香、礞石（与硝石同煅）、朱砂组成，功效降火逐痰。方中礞石性寒下降，与性热上升的硝石同煅，有阴阳相济之妙，可治肝经风热伏匿之痰，大黄苦寒降火，以开下行之路，黄芩清上焦邪热，且可助大黄降火，沉香降气理气，气行则痰化、气降则痰消，朱砂为衣，一可防腐，二可清心镇惊安神。诸药相合，主治实热老痰所致的癫狂惊悸、咳喘痰稠、胸脘痞闷、眩晕、大便秘结等症。

宣统十四年六月十三日，端康皇贵妃脉息左寸关弦而近数，右寸关尚滑，肝热稍减，湿饮未化清，御医用舒肝活络之法调理：

青皮子三钱研　香附三钱炙　瓜蒌六钱　沉香一钱五分研　怀牛膝四钱　防己四钱　钩藤三钱　胆草三钱　橘红络各三钱　天竺黄四钱　姜朴三钱　酒军二钱

引用羚羊角面一钱煎、朱衣滚痰丸三钱（包）。

左寸关弦数，为肝经有热，右寸关滑，为痰热内

182

蕴。观皇贵妃脉症，病属肝经有热，湿饮凝痰，气机不畅。故御医用舒肝活络化湿之法调理。盖肝热清，气机条达，清升浊降，痰热自消。羚羊角善清肝热，朱衣滚痰丸可降火通便化痰，用两者为引，可助诸药清解肝热，蠲化痰湿。据六月十四日病案记载，皇贵妃"气道较舒、湿饮渐化"。说明方药见效，其中，药引也发挥了一定作用。

183

清宫贵重药药引

　　清宫医案中使用的贵重药物药引有牛黄、羚羊角、金箔、赤金、檀香、沉香、朱砂、燕窝、纹银、虎骨、真珠、蛤蚧尾、西洋参、甲珠、犀角等。其中有以单味贵重中药作为药引者；有以贵重中药和其他药物一起作为药引者。深入研究清宫医案中使用贵重药物药引的方法，对于我们了解贵重中药的药性、归经、功效；继承祖国医学的宝贵遗产，有着较为重要的意义。现依其类别分述如下：

一、清热解毒类

　　清宫医案中使用的清热解毒贵重中药药引有羚羊角、犀角、牛黄，其中羚羊角作为药引使用最多。

（一）羚羊角

　　羚羊角性味咸寒，入肝、心、肺经，有凉肝熄风、清热镇惊、散血解毒之功效。主治热病神昏惊厥、谵语发狂、惊痫抽搐、热毒发斑，麻疹热毒内陷不能透发等症。《本草纲目》谓可"平肝舒筋、定风安魂、散血下气、辟恶解毒，治子痫痉疾"。动物实验证明本品有解热作用、中枢神经抑制作用以及镇痛作用。清宫医案中在治疗肝肺热炽、肝风内动抽搐、肝火上炎鼻衄出血等症时常用本品作为药引。

1. 单用羚羊角作为药引

宣统十四年七月二十七日，端康皇贵妃肝肺有热，中州蓄饮，脉息左关沉弦，右关弦滑。御医用清肝理肺化饮法调理：

酒胆草三钱　青皮三钱　姜朴三钱　枯芩三钱　炒栀仁三钱　瓜蒌六钱　木通二钱　花粉二钱　腹皮子四钱　枳壳三钱　熟军一钱五分　焦楂四钱

引用羚羊角面六分先煎。

羚羊角入肝、肺二经，可清解肝肺内热，御医以此药为引，一可引药入肝肺；二可协助诸药清解肝肺之热，与病十分相宜。

光绪三十四年五月二十五日，总管玉贵感受暑热，里热炽盛，用清解化热法，表邪见解，而里热炽盛，口粘而渴，头晕腰痛，有时鼻衄，气短身倦，御医用轻清化热法调治：

菊花三钱　桑皮叶各二钱　银花三钱　连翘三钱　苦梗三钱　川贝母三钱研　黄芩三钱　瓜蒌三钱研　薄荷五分　细生地五分　辛夷一钱五分去皮研　甘草一钱

引用羚羊角一钱五分。

暑热感人，里热炽盛，伤气耗阴，引动肝热上燔，伤及血脉，故时有鼻衄，见气短身倦之象。治应清化暑热为要。羚羊角既可清解内热，又可入肝清散血分邪热，故御医用此药为引。

宣统十四年七月初七日，端康皇贵妃肝经郁

185

热未净，筋脉欠和，项间抽痛，心中颇觉不适，胸闷胁胀，谷食欠香，御医用清肝和脉醒脾之法调治：

龙胆草三钱　赤芍三钱　条黄芩三钱　瓜蒌根六钱　南薄荷二钱　木香一钱五分　青皮子三钱研　酒军一钱五分　炒枳壳三钱　焦三仙各三钱

引用羚羊角面六分先煎。

七月初八日医案记载：端康皇贵妃脉息左关弦数，右寸关滑而近数，筋脉渐和，脾湿未解，食后身倦。由此可知药物见效，项间抽痛减。羚羊角清解肝热、"平肝舒筋"，用为药引，在治疗中也发挥了相当的作用。

2. 羚羊角和清热药共为药引

清宫医案中和羚羊角一起作为药引的清热药有青果、芦根、天竺黄、荷梗、鲜桑叶、丹皮、龙胆草，因不同脏腑的内热，选择归经不同的清热药和羚羊角一起作为药引，说明清宫医案选用药引也采用灵活的辨证用药方法。

羚羊角、青果、芦根

光绪二十九年二月十八日，老佛爷肠胃蕴热、头目不爽、目皮发瞤、时作咳嗽、咳吐痰粘、谷食欠香、身肢较倦，脉息左关弦数，右寸关滑数、重按鼓指，御医用清热和中饮调理：

枇杷叶三钱炙　桑叶三钱　菊花三钱　天冬三钱　炒枳壳二钱　石斛三钱　紫菀三钱　甘草八分

引用鲜青果七个研、羚羊角一钱、鲜芦根一支切碎。

慈禧太后脉息左关弦数、右寸滑数，重按鼓指，乃肠胃蕴热、肝肺热盛之象。鲜青果甘酸而平，入肺清热；鲜芦根甘寒入肺胃经，既可清肺泻热，又可清胃生津；羚羊角咸寒，善入肝清热，三药合用，可清肺、肝、胃三经之热。故御医用三药为药引，以助药效。

羚羊角、青果

宣统元年三月十一日，皇太后左关弦数、右寸关滑数，躁汗未出、头闷，御医诊为肝阴未和，湿热内盛，治以养阴清热之法调理：

次生地四钱　生杭芍四钱　知母三钱炒　青蒿三钱　牡丹皮三钱　地骨皮四钱　麦冬三钱去心　竹叶二钱　生桑皮三钱　生牡蛎三钱　广皮二钱　甘草一钱

引用羚羊角一钱、鲜青果十个研。

羚羊角善清肝热；鲜青果善解肺热，羚羊角清透、鲜青果酸敛，二药合用清热而不伤阴，透邪而不伤正，合为药引，切合皇太后阴伤热盛之病机。

187

羚羊角、天竺黄

宣统十四年四月初二日，端康皇贵妃脉息左寸关弦数，右寸关滑而数，肝经有热，气滞欠舒，肢节抽痛。御医议用清肝调气活络之法调理：

青皮子三钱研　姜朴三钱　沉香三钱研　香附三钱炙　溏瓜蒌六钱　元胡四钱炙　钩藤三钱　龙胆草三钱　橘红络各三钱　丹皮三钱　酒军二钱

引用羚羊角面八分先煎、天竺黄三钱。

左寸关弦数，主心肝经有热，右寸关滑数，应痰热内蕴。天竺黄甘寒，入心、胃、肝三经，可清心化痰、清肝泄热。和羚羊角合而为引，可助诸药清热凉肝熄风、清心化痰之效。据四月四日病案记载，皇贵妃精神清爽，夜寐安适，可见病情好转，方药切证。

羚羊角、桑叶

宣统十三年八月初五日，端康皇贵妃脉息左关沉弦，右寸关滑而近数，肝阳有热，胃有蓄饮，以致头晕耳闷、胸膈堵塞，御医用清上调肝化饮之法调理：

酒胆草三钱　姜朴三钱　生杭芍四钱　元胡三钱炙　腹皮子四钱　丹皮三钱　萸连三钱研　瓜蒌六钱捣　炒枳壳三钱　酒军二钱　沉香六分研　橘红三钱

引用鲜桑叶十片后煎、羚羊粉三分另服。

188

桑叶甘寒清润、轻清发散，可清透肝胆郁火以清利头目。和羚羊角同为药引，可加强羚羊角清解肝热之力。据八月初六日医案记载：端康皇贵妃左关沉弦，右关沉滑，诸症均愈，惟气道尚欠调和，说明方药切证，病情好转。其药引也发挥了一定作用。

羚羊角、淡竹叶

宣统十四年五月十一日，端康皇贵妃左关沉弦、右关沉滑，肝经有热，胃蓄湿饮，以致胸闷口渴，中气欠调，御医拟用清肝调气化饮之法调理：

酒胆草三钱　丹皮三钱　枯芩三钱　青皮子三钱研　姜朴三钱　沉香四钱研　腹皮子四钱　枳壳三钱　酒军一钱五分

引用鲜竹叶带梗一两、羚羊角面六钱先煎。

竹叶甘淡微寒，入心、肺、小肠三经，可导三焦湿热从小便而出；羚羊角咸寒，善清肝经蕴热。此医案端康皇贵妃肝经有热，胃有湿饮，用二药合而为引，合诸药清解分利，十分切合病证。

羚羊角、荷梗

光绪三十四年十月十八日，皇太后脉息左关弦而近躁，右寸关滑数而鼓指，肝肺气滞，胃肠燥热熏蒸，脾运仍慢，以致时作咳嗽，口渴舌干，大便尚泻，身肢懒倦无力，御医用缓肝清燥之法调理：

鲜石斛三钱　冬桑叶三钱　甘菊二钱　鲜青果十个去尖研　橘红七分　葛根一钱五分　甘草八分

引用荷梗二尺、羚羊角一钱研末后煎。

荷梗性味苦平，可清热祛暑，醒脾升清，理气宽胸。皇太后湿浊困脾，清陷作泻，胃肠燥热熏蒸，以致脉左关弦而近躁、右寸关滑数鼓指，口渴舌干，大便溏泄，时作咳嗽。用荷梗、羚羊角合而为引，既可助诸药清解肠胃燥热，又可醒脾祛湿升清，十分中肯。

羚羊角、天花粉

宣统十四年七月初七日，端康皇贵妃脉息左关沉弦，右关沉滑，以致胸闷口渴，御医拟清肝调中化饮之法调理：

酒胆草二钱　天竺黄三钱　瓜蒌四钱　枯芩三钱　炒栀仁三钱　青皮三钱研　泽泻三钱　腹皮子四钱　枳壳三钱　熟军一钱

189

引用羚羊角面六分先煎、天花粉三钱。

九月初八日端康皇贵妃医案记载："肝热轻减，惟上焦蕴热未清"。结合今日病案，皇贵妃病当属肝经，上焦蕴热之证。天花粉甘而微苦，善清肺胃之热，且可生津止渴；羚羊角清解肝经之热。二药相合，既可清肝，又能清肺，还能生津。用之为引，切合皇贵妃病证。

羚羊角、丹皮

宣统十四年三月初九日，端康皇贵妃脉息左关沉弦，右关沉滑。肝气欠调和，御医拟清肝调中化饮之法调理：

青皮子三钱研　姜朴三钱　瓜蒌六钱　沉香四分研
腹皮子四钱　黄连一钱五分研　元胡三钱炙　酒芩三钱
生栀仁四钱　枳壳三钱　熟军一钱五分　橘红三钱

引用羚羊角面六分先煎、丹皮三钱。

结合三月初八日医案记载："肝经有热，气道欠调，胸膈满闷，时作呕恶"。可知端康皇贵妃病当属肝经郁热、气机失调之证。丹皮性寒，入经心肝，其气清芳，可入肝透达血分热邪，此药和羚羊角相合，可增强羚羊角清肝透热之力。合而为引，可助诸药清肝和中。

羚羊角、龙胆草

宣统十四年七月初五日，端康皇贵妃左关弦数，右寸关滑而近数。气道郁遏，湿热困脾，以致头闷项强，胸胁胀满。御医用调气清肝化湿之法调理：

小青皮三钱　抚芎一钱五分　炒枳壳三钱　钩藤四钱

焦神曲四钱　甘菊三钱　瓜蒌根六钱　秦艽二钱　南薄荷二钱　橘红三钱　焦楂肉四钱　酒军一钱五分

引用羚羊角面六分先煎、龙胆草三钱。

左关应肝，其脉弦数，为肝热之征；右关应脾，其脉滑数，为湿热困脾之象。胆草苦寒，能泻肝降火，清热燥湿。和羚羊角相合，既可加强羚羊角清肝之力，又能苦寒清中焦湿热。故御医用二药为引。

3. 羚羊角和平肝降逆药共为药引

清宫医案中和羚羊角同为药引的平肝降逆药有煅赭石、钩藤。

羚羊角、煅赭石

宣统十三年七月二十三日，端康皇贵妃脉息左关弦数，右寸关沉滑。肝经有热，气道不调，以致头晕耳堵，胸膈不畅。御医拟用清上调肝化饮之法调理：

甘菊花三钱　薄荷三钱　防风三钱　青皮三钱　溏瓜蒌三钱　枳壳三钱　胆草三钱　炒栀三钱　法半夏三钱　竹茹三钱　姜连三钱研　橘红三钱

引用羚羊面五分冲、煅赭石六钱。

赭石性味苦甘寒，入肝、心二经，能平肝泻热降逆，和羚羊角相合，既可清泻肝热，又可平肝降逆。因此，御医用此二者作为清上调肝化饮方药的药引，治疗皇贵妃的肝经有热致气逆头晕、耳堵等症。

羚羊角、钩藤

宣统十四年七月初二日，端康皇贵妃脉息左寸关弦而近数、右关沉滑。肝经有热，气道不调，以致头痛胸

191

闷、食后脾倦，御医拟清上调肝醒脾之法调理：

酒胆草三钱　青皮三钱　姜朴三钱　沉香四分煎　焦槟榔三钱　瓜蒌六钱　楂炭六钱　枯芩三钱　炒枳壳三钱　酒军一钱五分　新会三钱

引用羚羊角面六分先煎、钩藤三钱。

钩藤甘而微寒，为肝与心包二经之药，可平肝泻热。羚羊角、钩藤二者相合作为药引，一可引药入肝经；二可助诸药清泻肝热；三可平肝降逆以治肝阳上扰所致的头痛、头晕、耳堵等症。

4. 羚羊角和柔筋通络药共为药引

清宫医案中和羚羊角同为药引的柔筋通络药有怀牛膝、宣木瓜。

羚羊角、怀牛膝

宣统十四年四月七日，端康皇贵妃脉息左关弦数。气道郁遏，血脉欠和，以致湿热流注，右腿起有结核，微肿作痒，胸闷口渴，身肢疲倦，御医拟开郁和脉化湿之法调理：

中生地四钱　赤芍三钱　炒没药三钱　瓜蒌根六钱　溏瓜蒌八钱捣　连翘四钱　法半夏三钱　浙贝母四钱研　青皮子三钱研　郁金三钱研　川黄柏三钱　橘红络各三钱

引用羚羊角面八分先煎、怀牛膝三钱。

羚羊角《本草纲目》谓可平肝舒筋；怀牛膝可补肝肾、活血柔筋。二药同作药引，结合诸药以奏清解肝经郁热、活血疏利筋脉之效。四月八日病案记载：皇贵妃"气道渐畅，两臂串痛较轻"。说明用药切证见效，这也是与正确地使用药引密切相关的。

羚羊角、宣木瓜

宣统十四年十月初八日，端康皇贵妃肝热欠调和，脉息左关沉弦，右关沉滑。御医拟清肝活络育神之法调理：

杭白芍三钱　归身三钱　龙胆草三钱　黄连一钱五分青皮子三钱研　姜朴三钱　丹皮三钱　赤苓三钱朱　橘红络各三钱　酒芩三钱　枳壳三钱　熟军一钱五分

引用羚羊角面六分先煎、宣木瓜三钱。

羚羊角、宣木瓜两药都入肝经，同为药引，可引药入肝，助清肝热，同时还可通利血脉，舒筋和络。

清宫医案中和羚羊角同为药引的药引还有焦三仙、焦楂、郁李仁、青皮子等。根据病证的属性、部位，针对性地选用药引，是清宫医案的一大特色。如宣统十四年七月初三，端康皇贵妃肝有郁热，脾胃呆滞。御医拟清上调脾之法调理，引用羚羊角面、焦三仙；宣统十四年八月二十八日，端康皇贵妃肝阳鼓荡，气道欠调，有时烦急，气串作痛。御医用和肺调气化热法调理，引用羚羊角面、青皮子为引等，都是针对病证灵活选用药引的具体体现。

193

（二）犀角

犀角味酸咸性寒，入心、肝二经，有清心安神、凉血止血、解毒化斑之功效。主治热入营血、血热妄行的吐衄、发斑或邪热内陷心包的神昏谵语等症。犀角气味清香、清灵透发，寒而不遏，在急性热病中常和羚羊角同用,二者不同的是:犀角以入心为主而善于凉血;羚羊角则以入肝为主而善清肝火、熄肝风。清宫医案中用犀角为药引,主要用于邪热入血动血或热伏阴分、伤阴耗液之证。

1. 单用犀角为药引

光绪三十四年五月二十六日,总管玉贵脉息左寸关弦数、右关芤象。邪热伤阴,血溢清道,以致午后发热、时作鼻衄、烦躁口渴、身肢倦怠无力。御医拟用养阴清热、引血归源之法调理:

大生地六钱　赤芍三钱　丹皮三钱　元参五钱　黑栀子三钱　蒲黄炭五钱　小蓟四钱　青蒿三钱　地骨皮四钱　银花四钱　怀牛膝三钱　当归四钱

引用犀角五分先煎。

邪热入血,耗血伤阴,故见午后发热,时作鼻衄、烦躁口渴、左寸弦数、右关芤象等。治应以养阴清热为要。邪热清,则血行归脉,阴液易复;阴液复,则邪热易清。犀角咸寒入心,善凉血清热,用之为引,十分适宜。五月二十七日病案记载:总管夜间鼻衄即止,说明所用方药、药引发挥了作用。

2. 犀角和他药共为药引

清宫医案中既有单用犀角为药引者,也有和他药一起作为药引者。现将后者叙述如下:

犀角、薄荷

宣统元年九月初六日,瑾贵妃脉息左关稍弦,右寸关滑而数。肝胃有热,头晕心悸、肋间微痛。御医用清热除湿法加减调理:

　　羚羊角二钱　旋覆花二钱包　溏瓜蒌三钱　赤苓四钱枳实一钱五分　酒芩二钱　石决明四钱　青皮二钱　盐柏二钱　茅术一钱五分　焦三仙各三钱　羌活一钱五分

　　引用薄荷一钱、犀角五分。

　　脉左弦右滑而数，为肝胃蕴热、痰湿内滞之象。热扰心神、湿蒙清阳，故见头晕心悸。薄荷味辛性凉，入肝、肺二经，能疏散肝经郁热、清利头目，用为药引，可助诸药清解肝热，以奏"火郁发之"之效；犀角归经心肝，善清心经邪热，用之为引，既可助清肝热，又可防邪热扰心。两药同为药引，清肝清心，是切合瑾妃病证的。

犀角、白鲜皮、青皮

　　宣统二年三月十六日，瑾贵妃脉息左寸关浮，右寸关滑数。风邪解而未尽，肝阴不实，湿热犹甚，以致左胁隐痛，风粟有时作痒，身体发热，御医拟用养阴化湿清热法调理：

195

　　次生地三钱　地骨皮三钱　狗脊三钱去毛　当归三钱生杭芍三钱　银柴胡二钱　丹皮三钱　木通二钱　茵陈三钱　皂刺三钱研　酒芩三钱　瓜蒌三钱

　　引用犀角三钱镑、白鲜皮三钱、青皮五分。

　　观瑾妃脉症，乃肝阴不足，血分郁热，湿热内蕴，感受风邪所致。犀角入心，善清血分热邪；白鲜皮味苦性寒，入脾、胃、膀胱三经，能清热燥湿，祛风止痒；青皮苦辛而温，入肝胆二经，可疏散肝经郁滞。三药相合，可清解邪热，疏达气机，祛风燥湿。以此为养阴化湿清热方药药引，十分切合瑾妃病证。次日医案记载：

瑾贵妃"夜寐较适，风粟见少"。盖血分热清，气机条达，风湿得祛，诸症自可渐愈。

（三）牛黄

牛黄性凉、味苦甘，入心、肝二经，其功能有清心、化痰、利胆、镇惊等。《神农本草经》谓可"主惊痫、寒热、热盛狂痓"。《罗氏会约医镜》谓其能"疗小儿急惊、热痰壅塞、麻疹余毒、丹毒、牙疳、喉肿、一切实症垂危者"。说明牛黄主要用于邪热炽盛、痰热壅塞之疾。清宫医案中用牛黄为药引治疗痰热乘于心包之证。

乾隆五十三年（二月）二十九日，十一福晋内有痰热，外感风寒，服过疏解、清热、化痰等汤药，表症已解。惟痰热乘于心包，烦热喘促，不眠、妄言善哭，脉息弦滑。御医用牛黄散兼清心化痰汤调理：

寅正用牛黄散一次、京牛黄四分，水调服。

白茯神二钱　石菖蒲一钱　黄连一钱　胆星一钱五分　制半夏二钱　橘红一钱五分　枳实一钱五分　竹茹一钱五分　乌药一钱五分　香附二钱　酒栀仁一钱五分　甘草八分

引用竹叶一钱、京牛黄四分调服。

陆续噙化京牛黄三分。

牛黄入心、肝经，功专清心开窍豁痰，为痰热炽盛、内陷心包必用之药。动物实验证明：牛黄对中枢神经机能兴奋药如樟脑等有对抗作用，且能解热，增强心脏运动。竹叶甘淡微寒，能清心除烦，导热下行。此病案痰热内陷心包，烦热喘促，病属危重，故一日内多次使用牛黄，且在汤药中使用竹叶、牛黄为引。竹叶和牛黄相合，可加强牛黄清心开窍的作用。次日医案记载，仍使用清心化痰汤兼牛黄散调治，引用牛黄、竹叶。直到三月初五日，病人病情才有好转，初六日，病人语言有时明白，诸症减轻，病势得挫，继用清心化痰汤兼牛黄散，引用牛黄、竹叶。初八日，病人夜间得睡，诸症大减。此案病人终于获救，是和及时使用功专清心化痰开窍的牛黄并在方药中以此为引，导清热化痰诸药入心分不开的。

二、重镇安神类

清宫医案中用为药引的贵重重镇安神药有金箔、赤金、珍珠、纹银、朱砂等。

（一）朱砂

朱砂异名丹粟、丹砂、赤丹、汞沙、辰砂。其主要成分是硫化汞。朱砂性凉味甘有毒，入心经。功能安神、定惊、明目、解毒。主治心经有热、惊悸失眠、癫痫狂乱、热毒疮疡痈肿以及小儿惊风抽搐等症。本品既可内服，又可外用，因其含汞、有毒，故内服用量宜小，且不宜持续久服。清宫医案中用此为药引，主要用于治疗肺胃毒火、咽腭肿痛、神虚心悸等。

197

1. 单用朱砂为药引

同治十三年十一月初七，皇上天花八朝，肺胃毒火不清，阴液干燥，以致咳嗽、少寐、咽痛堵胀。御医议用清肺安神饮一帖调理：

麦冬三钱　沙参三钱　茯神二钱研　款冬花三钱　杏仁三钱研　前胡一钱五分　枣仁三钱炒研　枇杷叶三钱炙　元参四钱　川贝母三钱研　甘草八分

引用朱砂三分冲。

观同治皇上病证，罹患天花、肺胃毒火内炽，灼伤阴液，上攻咽喉，故咽痛堵胀；火毒扰心，故见少寐。治当养阴安神，清热解毒，毒火清，则阴液可复，诸症可愈。朱砂色赤入心，可清心解毒、安神，故此案用朱砂为引。

2. 朱砂和他药共为药引

清宫医案中和朱砂同为药引的药物有生姜、赤金、荷梗。

朱砂、生姜

道光十二年十月二十五日，四阿哥脉纹微赤，系受惊外感之证。以致有时潮热，精神稍倦，周身稍有红点，御医议用疏解安神饮调理：

牛蒡子一钱研　荆穗八分　防风八分　净蝉衣八分　茯神一钱　薄荷四分　焦曲一钱五分　甘草五分

引用朱砂二分冲服、生姜一片。

观此脉案，四阿哥所患之病和麻疹、风疹相似。朱砂入心清热，生姜辛温解表透邪。两药相合，一可助诸药透邪，二可定惊安神。故御医合用两药为疏解安神方药的药引。

朱砂、赤金

道光二十九年十月十八日，四福晋脉息弦虚。厥逆瘛疭未作，惟心神不足，肝经虚逆之气未降，胸膈壅满。御医议用清肝育神汤调理：

茯神四钱　川郁金一钱五分研　羚羊角二钱　橘红二钱　钩藤二钱　僵蚕三钱

引用朱砂三分冲、赤金二张研冲。

据十月十六日病案记载：四福晋子刻偶复厥逆，神昏瘛疭不语，至丑刻方苏，辰刻食粥未毕，又复厥逆。可知四福晋所患病证当属痰热内盛，内陷心包，引动肝风。朱砂清心定惊安神，赤金味辛性寒，入心、肝二经，其质沉重，可镇心安神。二药同为药引，镇心安神之力更强。十九日，四福晋神气渐清，寝食好转，瘛疭神昏未作。二十日已寝食平和。此说明方药切证，药引得宜。

朱砂、荷梗

咸丰某年闰七月十八日，懿妃脉息虚软、两关弦滑。系心气偶伤，肝郁停饮之证。以致胸胁胀痛、神虚心悸、身软气怯，御医用和肝化饮汤佐以益心之品调理：

制香附三钱　木香一钱　大腹皮三钱　厚朴二钱　川郁金三钱　茯神三钱　当归二钱　白芍二钱酒炒　焦三仙六钱　制甘草七分。

引用荷梗一尺、朱砂面二分冲服。

荷梗气味清香，可醒脾化湿，朱砂清热镇心安神，两药相合作为药引，是切合懿妃神虚心悸、肝郁停饮之证的。清宫医案记载，闰七月十九日病人脉弦滑无力，肝气湿饮渐开，胀痛稍减，说明用药已有效果。

（二）珍珠

珍珠异名真珠、蚌珠、珠子，其味甘咸、性寒，入心、肝经。本品既可清心、肝二经之热，又可滋肝肾之阴，且有养心安神、镇惊坠痰、去翳明目之功。主治惊悸、怔忡、癫痫、惊风抽搐、烦热清渴、目生翳障。外用可治痈疽肿毒，溃疡不敛，有解毒生肌敛口之效。

光绪三十四年七月初七日，皇上右关无力，左部弦滑、尺尤细弱。症心中懊恼、嗌酸倦卧、腰痛腿胯牵疼，食少难化、耳响等。脾阳与胃阳不和，故嗌酸倦卧，气愈虚、阳愈浮，故耳响。御医以胃当益阴不寒，脾当扶阳不燥，拟用清理虚阳以济阴，扶正气生津之法调理：

细西洋参二钱　生小於术一钱五分　连壳砂六分用茵陈水炒　扁豆一钱五分　合欢皮五钱　玉竹二钱用橘皮水炒法夏曲三钱　桑螵蛸二钱　炙草五分　抱木茯神二钱用朱砂拌

引用真珠三分研极细末。

七月初六日医案记载，光绪皇上脉息左部弦而带数，右部弱、中部弦滑、尺更软，症应腰胯掣跳痠痛，耳鸣神倦、食物不多、大便不调，结合本日病案记载，可知其病病机为心、肝、肾阴虚，脾气不运，虚阳上浮。珍珠归经心、肝，下可滋肾水，上可镇摄浮阳。以此药为药引，可使诸药下降于肾，引浮越之虚阳下潜归元。

（三）赤金

赤金，味辛气寒有毒，入心、肝经，传统认为其功效为镇心安神解毒，可治惊痫、癫狂、心悸、疮毒。清宫医案中以此药为药引用于治疗心气有热、神气恍惚之症。

乾隆六十三年十二月初十日，皇上圣脉安和，惟心气不足，以致神气恍惚，梦寐不宁，御医议用镇阴育神汤调治：

归身二钱　白芍四钱炒　枣仁五钱炒　石菖蒲八分　远志一钱五分　茯神三钱　琥珀一钱　龙齿三钱煅　陈皮一钱　大生地五钱　半夏二钱炙　龟板五钱炙　生甘草七分

引用赤金一两同煎。

此案脉虽安和，但乾隆年迈气血亏损，心气亏虚，以致神气恍惚。御医用镇阴育神汤以养阴补血安神，当属对证。用赤金为引者，取其归经入心，质量潜摄，使神气归心。

清宫医案中还有用金箔、金器为药引者，其意和赤金同，亦有金和他药合而为药引者，如朱砂、桂圆肉等，皆因其质重入心，可镇惊安神而用之。今人研究金制器肠胃不能吸收，多主张废而不用，限于历史条件，

201

古人可能没有认识这一特性。

(四) 纹银

纹银大寒，入心、肝经，可安神、镇惊，治惊痫、癫狂、心悸恍惚、夜不安寐等症。《本草蒙筌》谓可除"谵语恍惚不睡，止热狂惊悸发痫，定志养神，镇心明目，安五脏，并用服之，功胜紫雪"。

道光八年，静妃脉息弦数，系妊娠四个月下血之症，以致腰疫腹胀，荣分有时下行，此由湿热伤荣所致，御医用芩连四物汤调理：

条芩二钱　黄连八分　当归三钱　白芍一钱五分　生地三钱　川芎一钱　续断二钱　杜仲二钱去丝

引用纹银一锭、苎麻根一两、老酒一杯。

纹银色白大寒，清血分之热，苎麻根止血安胎，老酒以助药势。三药合而为引，可助诸药清热养阴、凉血安胎。

三、补益药类

清宫医案中用为药引的贵重补益药有西洋参、燕窝、蛤蚧尾，以用于治疗诸虚损之证。

(一) 西洋参

西洋参，异名西洋人参、洋参、花旗参，为五加科植物西洋参的根，主要含有人参皂甙、挥发油、树脂等。动物实验证明，本品对大脑有镇静作用、对生命中枢有中度的兴奋作用。西洋参性凉味甘苦，入心、肺、肾三经，能益气养阴、清退虚火、生津止渴。《医学衷中参西录》谓"西洋参性凉而补，凡欲用人参而不受人参之温补者，皆可用此代之"。说明西洋参作用缓，补而不致壅滞生火。

光绪某年九月中旬，光绪皇帝脉息左部沉弦而细，右寸关沉滑。阳气郁遏，痰饮上干，以致时作眩晕、口渴耳鸣、左胁微疼、步履无力，御医以宣郁化痰之法调理：

生杭芍四钱　川郁金二钱研　生牡蛎四钱　菟丝饼三钱　旋覆花二钱包煎　枳实一钱五分　瓜蒌三钱研　云茯苓四钱

引西洋参一钱研。

纵观光绪皇帝所患病证，当属阳气郁遏，痰饮蕴而化热，气阴两伤之证。故御医用宣郁化痰方药以宣通阳气、蠲清痰饮。用西洋参为引者，取其甘凉益气养阴生津，防诸药宣通耗气伤阴，且可治皇上的口渴、步履无力等症。

清宫医案中也有用西洋参和他药共为药引的。如宣统元年三月初八日，御医拟活血调气之法治瑾贵妃的湿热留恋、气道失和、血脉不利病证，用西洋参、片姜黄为引；宣统元年十月二十五日，御医拟养肝理脾清心之法，治瑾贵妃的肝脾不和、湿热未尽、血脉不利病证，用西洋参、菟丝子、橘核盐炒为引。都是取西洋参的甘凉平补、补而不温、补而不壅之性，以奏益气养阴、清退虚热之效。

203

（二）燕窝

燕窝，异名燕窝菜、燕疏菜、燕菜，为雨燕科动物金丝燕及多种同属燕类用唾液或羽毛等混合凝结所筑成的巢窝。《本草逢源》谓其"甘平、无毒，入肺、胃、肾三经"。功用养阴润燥、益气补中，治虚损、痨瘵、咳嗽等症。《本草求真》谓"燕窝入肺生气，入肾滋水，入胃补中，俾其补不致燥、润不致滞"。清宫医案中亦有以此为药引的记载。

嘉庆某年十二月初十日，五阿哥天花七朝，头面周身颗粒浆行饱满，光亮润泽，寐食俱好，御医用养血保浆饮调理：

大生地三钱　当归三钱　麦冬三钱　花粉二钱　连翘二钱　木通二钱　炒栀二钱　僵蚕一钱　山楂三钱　白芍二钱　甘草六分

引用燕窝三钱。

此案五阿哥天花处于灌浆阶段，此期最忌灌浆不满，御医用养阴血、清热毒的养血保浆饮调理，当属对证。燕窝养阴益气，以之为引，和全方结合，有助于天花灌浆充盈，顺利度过灌浆期。

（三）蛤蚧尾

蛤蚧味咸性平，入肺、肾、心三经，长于补肺益肾、摄纳肺气以定喘，为治肺肾虚喘之要药。此外，本品尚有温肾壮阳的作用。习惯认为本品药效以尾部最佳，因此古人多用蛤蚧尾入药。清宫医案中以此为药引用于治疗肾元不足、肺气不降的咳喘之症。

光绪三十四年十月十六日，皇上脉息六部皆见弦数之象，秋令以来，咳嗽日甚，夜卧尤剧，转动饮食则喘，常欲恶心，时而恶寒发热，种种皆肺气不降，胃气不和，以致元气渐伤，肢体痿软，耳堵尤甚，子后即不能寐，甚至起坐。步履颇难支持，遍身日夜无片刻舒惬，均属阴阳两伤，标本俱病，御医拟止嗽定喘，降肺和胃，调摄阴阳标本法调理：

枇杷叶一钱五分去毛炙　金毛脊三钱去毛　鳖甲三钱　冬桑叶一钱五分　云茯苓三钱　怀山药三钱炒　苦杏仁二钱去皮尖　炒青蒿一钱五分　苏子一钱　炒麦芽三钱　细生地二钱　橘皮四钱

引用蛤蚧尾一对研末冲服。

结合十七日病案记载：光绪咳嗽、气逆、发喘、夜寐每为咳嗽所扰，竟不成寐，腰痛腿痿、行步艰难，肢体倦软，种种病情，皆虚损之象。可知光绪皇上肺肾虚久，肾不纳气，肺虚难降，以致气虚上逆而作喘。治当以调摄阴阳，固本纳气定喘为要。蛤蚧尾功专补肺益肾，纳气定喘，以此为降肺和胃、止嗽定喘方药的药引，服之可使气归下元，虚喘得平。

四、祛风定痛类

清宫医案中作为祛风定痛类药引的贵重药只有虎骨。虎骨味辛甘性温，入肝肾二经，善于强筋壮骨，搜风定痛，主治痛风历节和肝肾虚寒的足膝痿痹之证。《玉楸药解》谓可"逐痹通关，强筋健骨，平历节肿痛，愈腰膝痿软"。现代药理实验证明：本品有较好的消炎镇痛作用。清宫医案中用此为药引以治疗风湿痹痛。

光绪三十四年四月初六日，总管脉息左关弦缓、右关滑缓。风湿渐解，疼痛时轻时重，御医议用益气化湿和络之法调理：

党参二钱　黄芪一钱五分　焦於术一钱五分　苡米四钱炒　茵陈一钱五分　海桐皮二钱　川续断一钱五分　香附一钱醋炙

引用炒谷芽三钱、虎骨一钱五分炙。

此案谷芽、虎骨合而为引，谷芽一可醒脾健胃，二可促进虎骨等药的消化吸收，以发挥药效；虎骨功善祛风定痛、强筋壮骨。于总管病证十分相宜。

五、活血通络类

清宫医案中用为药引的活血通络贵重药有甲珠。甲珠（穿山甲）味咸性凉，入肝、胃二经，其咸能软坚，性善走窜，可透经通络直达病所。功效消肿散痛，通经下乳，搜风活络。清宫医案中用此为药引治疗经闭证。

宣统元年六月十五日，瑾贵妃脉息右寸关沉滑，左关沉弦，肝气未和，脾湿尚在，凝滞在荣分之中，以致天癸过期未行，头眩口渴，有时恶心，谷食不香，晨起脐腹作痛，御医用和肝化湿通经之法调理：

归尾三钱　赤芍三钱　南红花三钱　川膝三钱　法夏三钱研　赤苓四钱　炒槟榔二钱　天麻二钱　苏木三钱研五加皮二钱　焦三仙各三钱　台乌一钱五分

引用甲珠七分、藁本二钱、砂壳二钱研。

藁本性温味香，入太阳膀胱经，兼通督脉；砂仁芳香理气，化湿醒脾；山甲珠性善走窜，通经活血，引药直达病所。三药合而为引，可入肝、膀胱、督脉、脾四经。六月十六日病案记载：瑾贵妃天癸已行，说明方药切证，药引得宜。

六、理　气　类

清宫医案中使用的理气贵重中药药引有沉香、白檀香，其中沉香作为药引使用较多。

（一）沉香

沉香辛苦而温，入脾、胃、肾经，长于降气平逆，纳气定喘，兼化脾胃湿浊，凡脾胃气滞湿阻引起的胸痞、腹胀、腹痛、呃逆等症皆可使用。以其既降逆气，又纳肾气，故对肾气虚寒、气逆喘息之症亦为要药。清宫医案中以此为药引，主要用于治疗肝胃气滞的胸脘痞闷，胁肋胀痛之症。其中既有单用沉香作为药引者，又有和他药一起作为药引者。

1. 单用沉香为药引

同治元年六月初二日，丽皇贵妃脉息弦滑，系肝郁夹饮之证，以致胸膈痞满，胁肋胀痛，此由气道不畅，肝气夹饮所致。御医用调气化饮汤调理：

木香一钱研　槟榔二钱　青皮二钱　陈皮二钱　半夏二钱炙　赤苓三钱　藿香二钱

引用沉香八分冲。

沉香长于降气止痛，纳气归肾，于胸膈痞满胀痛者宜。盖气机升降有度，气化得以正常，胸膈痞满胀痛等症自可消失。这与木香偏于调理肠胃气滞不同。御医用沉香做调气化饮汤的药引，可引诸药条达肝胃气滞，使气机升降有序。

2. 沉香和他药共为药引

清宫医案中和沉香一起作为药引的有芳香理气的砂仁、醒脾化湿清暑的荷梗，补肝肾、壮筋骨、祛风湿的川断等。

208

沉香、壳砂

宣统十一年正月十六日，端康皇贵妃脉息左关沉弦，右关沉滑。肝气尚欠调畅，御医用益阴清肝和胃之法调理：

炙龟板六钱　全当归四钱　杭芍四钱　丹参三钱　炙香附三钱　炙元胡三钱　姜朴三钱　青皮三钱　腹皮子四钱　焦楂四钱　橘红三钱　牛膝三钱

引用沉香四分研、壳砂四分研。

正月十一日病案记载，端康皇贵妃阴分有热、肝气欠调，以致胸胁满闷，肢体疲乏。结合本日脉案，可知病属肝阴亏虚、阴分伏热、肝脾气滞之证。沉香长于降气理气，砂仁善于运脾理气，二药相合，对肝脾气滞、痰湿困脾者十分相宜。故此案选用二药为诸药药引。

清宫医案中和沉香共为药引的理气药还有腹皮、台乌、橘红、青皮子、醋柴。

沉香、荷梗

道光三年九月十一日，大阿哥脉息弦滑，系饮滞受凉之证，以致头闷身痠、发热恶寒，胸胁牵引少腹胀痛。昨服疏解正气汤，表凉渐解，疼痛稍轻。今议用乌药正气汤调理：

乌药三钱炒　半夏三钱炙　青皮三钱炒　藿香一钱五分　厚朴三钱炒　黄连一钱同萸肉　缩砂一钱五分炒研　苏梗二钱　赤苓五钱　枳壳一钱五分炒　焦楂五钱

引用荷梗七寸、沉香五分冲服。

荷梗苦平，入肝、脾、胃经，可清暑化湿，升清醒脾，通气宽胸；沉香善于降气，可调肝胃气滞，二药相合，可奏化湿升清、降气理气之效，共为乌药正气汤诸药的药引，治疗大阿哥的饮滞气郁之证，切中病机。

清宫医案中和沉香共为药引的化湿药还有赤茯苓。

沉香、川断

宣统九年九月十六日，端康皇贵妃脉息左关沉弦，右关沉缓，诸症轻减，惟肝气尚欠调畅，以致胸膈堵满，身肢痠倦，御医议用益阴清肝调气之法调理：

炙龟板六钱　於术五分切　归身四钱　赤芍三钱　炙香附四钱　姜朴三钱　青皮三钱　台乌一钱五分　川郁金

四钱研　枳壳三钱炒　酒军一钱五分　川膝三钱

引用沉香四分研、续断三钱。

续断甘而微温，归经肝、肾，能补益肝肾，通行血脉，具有补而能通、行不伤止的特性；沉香性温气香，既可降气，又可理脾气滞。二药合而为引，可引药入肝，协助诸药条达肝胃气滞。九月十七日病案记载：端康皇贵妃诸症均愈。说明方药切证有效，其中，二味药引也有一定的作用。

（二）白檀香

白檀香异名檀香、真檀香、浴香。味辛性温，入肝、肺、脾三经，功能行气止痛，温胃止呕，主治心腹疼痛，胸膈不舒。《本草备要》谓其可调脾胃，利胸膈，为理气要药。本品和沉香都可调畅肝胃气滞，沉香以降气为主，用于肝胃气逆和肺肾虚亏、气虚而逆的病证；本品既调脾胃气滞，又可宣畅胸膈，无论心肺气滞，还是脾胃气滞都可应用。再者，檀香还可用于治疗胃寒呕吐。清宫医案中用白檀香为药引以治疗胃气不调证。

宣统十三年八月十日，宣统皇帝脉象两关弦数，右寸稍数，余热犹在，胃气不调，御医用解热调中法治之。

炒扁豆二钱　茯苓三钱　川连三分吴萸水炒　白芍二钱　竹茹一钱五分　炙甘草七分　砂仁壳一钱　陈皮一钱五分　炒枳壳一钱　生山药三钱

引用白檀香一钱。

脉两关弦数，弦为肝气郁滞，数为郁热内蕴。宣统皇上脉两关弦数，为肝郁化火、脾气失运所致。御医用解热调中法治之，切合病机。引用白檀香者，一可引诸药条达气机，以助诸药清化肝经郁热，取"火郁发之"之意；二可理脾胃气滞，以促脾之运化。

211